U0253484

重庆文理学院学术专著出版资助

中华荚果蕨根茎药理活性和药效物质基础研究

李雪　雷杰　著

北　京

冶　金　工　业　出　版　社

2024

内 容 提 要

本书围绕中华荬果蕨根茎的药理活性和药效物质基础开展研究。全书共 4 章，第 1 章引言，第 2 章中华荬果蕨根茎的药效物质基础研究，第 3 章单体化合物的药理活性研究，第 4 章总结与讨论。书中对中华荬果蕨根茎化学成分、结构解析、药理活性、构效关系等逐一进行论述，为相关专业学者开展科研工作提供了参考和借鉴。

本书可供天然药物化学从业者、有机化学从业者、药物化学从业者、生物医学从业者，化学专业的本科生、研究生和博士研究生阅读参考，为其查阅有关中华荬果蕨的药理活性和药效物质基础相关知识提供有力的参考。

图书在版编目 (CIP) 数据

中华荬果蕨根茎药理活性和药效物质基础研究/李雪，雷杰著 . --北京：冶金工业出版社，2024. 8.

ISBN 978-7-5024-9934- 1

Ⅰ. R282. 71

中国国家版本馆 CIP 数据核字第 20248GG801 号

中华荬果蕨根茎药理活性和药效物质基础研究

出版发行	冶金工业出版社	电　　话	(010)64027926
地　　址	北京市东城区嵩祝院北巷 39 号	邮　　编	100009
网　　址	www. mip1953. com	电子信箱	service@ mip1953. com

责任编辑　夏小雪　美术编辑　吕欣童　版式设计　郑小利

责任校对　梁江凤　责任印制　窦　唯

北京印刷集团有限责任公司印刷

2024 年 8 月第 1 版，2024 年 8 月第 1 次印刷

710mm×1000mm　1/16；12.25 印张；210 千字；185 页

定价 70. 00 元

投稿电话　(010)64027932　投稿信箱　tougao@ cnmip. com. cn

营销中心电话　(010)64044283

冶金工业出版社天猫旗舰店　yjgycbs. tmall. com

(本书如有印装质量问题，本社营销中心负责退换)

前　　言

本书主要叙述了对中华荚果蕨根茎的药理活性和药效物质基础进行研究的情况。书中首先介绍了中华荚果蕨概况，包括其分类和生态特征，以及在中医药和食品方面的应用潜力。接着，介绍了对中华荚果蕨根茎的化学成分进行分析的方法和技术，综合运用多种色谱学分离手段，从中华荚果蕨根茎中分离得到 94 个化合物，其中包含 13 个新化合物和 48 个属首分。采用 α-葡萄糖苷酶抑制实验、化学抗氧化方法（ABTS、DPPH、ORAC）、脂多糖诱导 RAW 264.7 细胞释放 PGE_2 的抑制实验、抗甲型 H1N1 流感病毒筛选模型对分离得到的部分化合物的降糖、抗氧化、抗炎、抗病毒活性进行了评价。通过模拟分子对接实验对 6 个二氢黄酮类活性化合物 **20～25** 与 α-葡萄糖苷酶的作用方式进行了初步研究。上述工作部分揭示了中华荚果蕨根茎的药理活性和药效物质基础，填补了相关领域的研究空白，为该领域的学术研究提供了重要的参考依据。

本书共 4 章，第 1 章引言，第 2 章中华荚果蕨根茎的药效物质基础研究，第 3 章单体化合物的药理活性研究，第 4 章总结与讨论。书中对中华荚果蕨根茎化学成分、结构解析、药理活性、构效关系等逐一进行论述，为相关专业学者开展科研工作提供了参考和借鉴。

由于中华荚果蕨根茎具有丰富的活性成分和广泛的药用价值，为药物研发与利用提供了新的思路与方向，因此本书的出版对于相关领域的研究者和农业科研人员具有很高的实用价值和指导意义。它能够帮助读者了解该植物的药效物质基础、药理活性及其相关应用，促进相关领域的研究进展和学术交流。最后，感谢张雪副教授、姚新生院士为本书内容架构和撰写提供的悉心指导。

由于作者水平所限，书中难免存在不妥之处，恳请广大读者批评指正。

作　者

2023 年 12 月

缩略语说明

英文缩写	英文全称	中文全称
ABTS	2,2′-Azino-bis（3-ethylbenzothiazoline-6-sulfonic acid）	2,2′-联氮-双-3-乙基苯并噻唑啉-6-磺酸
AAPH	2,2′-Azobis（2-methylpropionamidine）dihydrochloride	偶氮二异丁脒盐酸盐
CD	Circular dichroism	圆二色谱
DPPH	1,1-Diphenyl-2-picrylhydrazyl radical	1,1-二苯基-2-三硝基苯肼
DEPT	Distortionless enhancement by polarization transfer	无畸变极化转移增强谱
DMEM	Dulbecco's modified eagle medium	Dulbecco 改良的Eagle 培养基
DMSO	Dimethyl sulfoxide	二甲基亚砜
ESI-MS	Electrospray ionization mass spectrum	电喷雾电离质谱
HMBC	^{1}H-detected heteronuclear multiple-bond correlation	^{1}H 异核多碳相关谱
HOBt	1-Hydroxybenzotriazole	1-羟基苯并三唑
HPLC	High performance liquid chromatography	高效液相色谱
HR-ESI-MS	High resolution electrospray ionization mass spectrum	高分辨电喷雾电离质谱
HSQC	Heteronuclear singular quantum correlation	异核单量子关系

英文缩写	英文全称	中文全称
^1H-^1H COSY	^1H-^1H correlation spectroscop	氢-氢化学位移相关谱
IC_{50}	Half inhibitory concentration	半数抑制浓度
IR	Infrared absorption spectrum	红外光谱
LPS	Lipopolysaccharides	脂多糖
MTT	3-(4,5-Dimethyl-2-thiazolyl)-2,5-diphenyl-2-H-tetrazolium bromide	3-(4,5-二甲基噻唑-2)-2,5-二苯基四氮唑溴盐
m/z	Mass to charge ratio	质荷比
NOESY	Nuclear overhauser effect spectroscopy	二维 NOE 谱
NMR	Nuclear magnetic resonance	核磁共振
ODS	Octadecylsilane	十八烷基键合硅胶
ORAC	Oxygen radical absorbance capacity	氧自由基清除能力
PGE_2	Prostaglandin E_2	前列腺素 E_2
PBS	Phosphate buffer saline	磷酸盐缓冲液
p-NPG	4-Nitrophenyl β-D-glucopyranoside	对硝基苯基-D-吡喃葡萄糖苷
PyBOP	Benzotriazol-1-yloxytripyrrolidinophosphonium hexafluorophosphate	六氟磷酸苯并三唑-1-基-氧基三吡咯烷基磷
THF	Tetrahydrofuran	四氢呋喃
TLC	Thin layer chromatography	薄层色谱
Trolox	6-Hydroxy-2,5,7,8-tetramethylchroman-2-carboxylic acid	6-羟基-2,5,7,8-四甲基色烷-2-羧酸
V_C	L-ascorbic acid	L-抗坏血酸
UV	Ultraviolet spectroscopy	紫外光谱

目　　录

1 引　　言

1.1　药用蕨类植物概况

蕨类植物（Pteridphyta）又名羊齿植物，是一群在种质和代谢产物方面均具有多样性的孢子植物，在植物系统中它们介于苔藓植物和种子植物之间。全世界蕨类植物约有 1.2 万多种，广泛分布于世界各地，以热带和亚热带地区最为丰富，喜生长于温暖阴湿的森林地带。中国约有 2600 多种，是世界上蕨类资源最丰富的地区之一，约占世界总数的 1/5[1]。蕨类植物拥有悠久的民间药用历史，我国 2600 种蕨类植物中已知可供药用的约有 49 个科 300 余种，具有舒筋活血、除湿镇痛、宁神安眠、清热解毒、止咳化痰、止血驱虫和止痢抑菌等功效[2]（表 1-1）。由于蕨类植物独特的生长气候和环境，药效物质基础较为复杂，近年来国内外化学家、药学家对蕨类植物进行分析研究，发现主要含有黄酮类、生物碱类、酚类、甾类、三萜类、多糖类等多种结构类型的化学成分（表 1-1），具有抗肿瘤、降糖、抗炎、抗病毒、抑菌、抗氧化、抗阿尔兹海默症等药理作用[3-50]，是发现防治重大疾病的药物或先导化合物的主要源泉之一。

表 1-1　中国药用蕨类植物功效和化学成分研究概况

科	属	种	功　　效	化学成分	参考文献
Huperziaceae 石杉科	*Huperzia* 石杉属	*H. serrata* 蛇足石杉	散瘀止血，消肿止痛，除湿，清热解毒；主治跌打损伤，劳伤吐血，肿毒，烫火伤	生物碱类、三萜类	[2] [3] [4]
Lycopodiaceae 石松科	*Lycopodium* 石松属	*L. Japonicum* 伸筋草	祛风除湿，舒筋活血，止咳，解毒；主治风寒湿痹，关节酸痛，皮肤麻木，四肢软弱，黄疸，咳嗽，跌打损伤，疱疹，烫伤	生物碱类、三萜类	[2] [5]

科	属	种	功 效	化学成分	参考文献
Selaginellaceae 卷柏科	Selaginella 卷柏属	S. doederleinii 石上柏	清热解毒，祛风除湿；主治咽喉肿痛，肺热咳嗽，乳腺炎，湿热黄疸，风湿痹痛，外伤出血	黄酮类、生物碱类、木脂素类	[2] [6]
		S. involvens 兖州卷柏	清热利湿，止咳，止血，解毒；主治湿热黄疸，痢疾，水肿，痰湿咳嗽，外伤出血，烫伤	黄酮类、甾体类、三萜类	[2] [7]
		S. moellendorffii 地柏枝	清热利湿，平喘，止血；主治小儿高热惊风，肝炎，胆囊炎，痢疾，哮喘，外伤出血	生物碱类、木脂素类、黄酮类、蒽醌类、卷柏素类	[2] [8]
		S. tamariscina 卷柏	生用活血通经；主治经闭，跌打损伤；炒炭用化瘀止血；主治吐血，便血	黄酮类、甾醇类、木脂素类、卷柏素类	[2] [9]
		S. uncinata 翠云草	清热利湿，解毒止血；主治黄疸，痢疾，淋病，筋骨痹痛，外伤出血，蛇咬伤	黄酮类、色原酮苷类、甾体皂苷类	[2] [10]
Equisetaceae 木贼科	Equisetum 木贼属	E. arvense 问荆	止血，利尿，明目；主治咯血、外伤出血，淋症，目赤翳膜	聚酮类、酚酸类、黄酮类	[2] [11]
		E. hyemale 木贼	疏风散热，明目退翳，止血；主治风热目赤，迎风流泪，肠风下血，血痢	黄酮类、酚酸类	[2] [12]
		E. ramosissimum 节节草	清热，明目，止血，利尿；主治风热感冒，咳嗽，目赤肿痛，云翳，肠风下血，黄疸，骨折	黄酮类、三萜类、倍半萜类、酚酸类	[2] [13]
Helminthostach-yaceae 七指蕨科	Helmin-thostachys 七指蕨属	H. zeylanica 入地蜈蚣	清肺化痰，散瘀解毒；主治咳嗽，咽痛，跌打损伤，毒蛇咬伤	黄酮类、二苯乙烯类	[2] [14]

科	属	种	功　效	化学成分	参考文献
Botrychiaceae 阴地蕨科	Botrychium 阴地蕨属	B. ternatum 阴地蕨	清热解毒，平肝熄风，止咳，止血，明目去翳；主治小儿高热惊搐，肺热咳嗽，咳血，百日咳，毒蛇咬伤，目赤火眼，目生翳障	黄酮类、三萜类	[2] [15]
Ophioglossaceae 瓶尔小草科	Ophioglossum 瓶尔小草属	O. vulgatum 瓶尔小草	清热凉血，解毒镇痛；主治肺热咳嗽，小儿高热惊风，目赤肿痛，蛇虫咬伤，跌打肿痛	黄酮类、三萜类、倍半萜内酯苷类	[2] [16]
Angiopteridaceae 观音座莲科	Angiopteris 观音座莲属	A. fokiensis 马蹄蕨	清热凉血，祛瘀止血，镇痛安神；主治跌打肿痛，外伤出血，风湿痹痛，心烦失眠	甾醇类、脂肪酸类、黄酮类	[2] [17]
Osmundaceae 紫萁科	Osmunda 紫萁属	O. japonica 紫萁贯众	清热解毒，祛瘀止血，杀虫；主治流感，流脑，乙脑，腮腺炎，麻疹，水痘，痢疾，肠寄生虫病	黄酮类、甾醇类、蒽醌类	[2] [18]
Gleicheniaceae 里白科	Dicranopteris 芒萁属	D. linearis 狼萁草	止血，接骨，清热利湿，解毒消肿；主治血崩，咳血，跌打损伤，风疹瘙痒，烫伤，蛇虫咬伤	黄酮类、色原酮类、酚酸类	[2] [19]
		D. dichotoma 芒萁	化瘀止血，清热利湿，解毒消肿，止咳；主治跌打损伤，外伤出血，小儿腹泻，肺热咳嗽	黄酮类、酚类、生物碱类、甾体类、萜类	[2] [20]
	Hicriopteris 里白属	H. glauca 里白	行气止血，化瘀接骨；主治胃脘痛，跌打损伤，骨折	黄酮类、二萜类	[2] [21]
Lygodiaceae 海金沙科	Lygodium 海金沙属	L. japonicum 海金沙草	地上部分：清热解毒，利水通淋，活血通络；主治热淋，小便不利，肝炎，痢疾，感冒发热，咳喘，目赤肿痛，丹毒，带状疱疹，烫伤，皮肤瘙痒，跌打损伤，风湿痹痛，外伤出血。孢子：利水通淋，清热解毒；主治热淋，水湿肿满，湿热泻痢，湿热黄疸，外伤出血。根：清热解毒，利湿消肿；主治肺炎，感冒高热，乙型脑炎，急性胃肠炎，痢疾，急性传染性黄疸型肝炎，月经不调	黄酮类、甾体类、酚酸类	[2] [22]

科	属	种	功　　效	化学成分	参考文献
Dicksoniaceae 蚌壳蕨科	Cibotium 金毛狗属	C. barometz 狗脊	强腰膝，祛风湿，利关节；主治肾虚腰痛，下肢无力，风湿痹痛，遗精	酚酸类、黄酮类、皂苷类	[2] [23]
Cyatheaceae 桫椤科	Alsophila 桫椤属	A. spinulosa 龙骨风	除风祛湿，活血通络，止咳平喘，清热解毒，杀虫；主治风湿痹痛，肾虚腰痛，咳嗽，哮喘，肠寄生虫病，预防流感	甾醇类、酚酸类、黄酮类	[2] [24]
Lindsaeaceae 陵齿蕨科	Stenoloma 乌蕨属	S. chusanum 大叶金花草	清热解毒，利湿止血；主治感冒发热，咳嗽，肠炎，痢疾，肝炎，毒蛇、狂犬咬伤，皮肤湿疹，外伤出血	黄酮类、酚酸类	[2] [25]
Pteridiaceae 蕨科	Pteridium 蕨属	P. aquilinum 蕨	清热利湿，降气化痰，止血；主治感冒发热，黄疸，痢疾，肺结核咳血，肠风便血，风湿痹痛	倍半萜类、黄酮类、甾醇类、鞣质类	[2] [26]
Pteridaceae 凤尾蕨科	Pteris 凤尾蕨属	P. ensiformis 凤冠草	清热利湿，凉血止血，解毒消肿；主治痢疾，黄疸，疟疾，外伤出血，湿疹	二萜类、倍半萜类	[2] [27]
		P. multifida 凤尾草	清热利湿，消肿解毒，凉血止血；主治痢疾，黄疸，疔疮肿毒，淋巴结核，腮腺炎，高热抽搐，蛇虫咬伤，外伤出血	二萜类、倍半萜类、黄酮类、香豆素类、木脂素类、甾醇类	[2] [28]
		P. semipinnata 半边旗	清热利湿，凉血止血，解毒消肿；主治痢疾，黄疸，目赤肿痛，外伤出血，毒蛇咬伤	二萜类、黄酮类、木脂素类、鞣质类	[2] [29]
		P. vittata 蜈蚣草	祛风除湿，舒筋活络，解毒杀虫；主治风湿筋骨疼痛，半身不遂，跌打损伤，痢疾，疮毒，蛇虫咬伤	黄酮类、二萜类、酚酸类	[2] [30]

科	属	种	功　　效	化学成分	参考文献
Adiantaceae 铁线蕨科	*Adiantum* 铁线蕨属	*A. capillusveneris* 猪鬃草	清热解毒，利水通淋；主治感冒发热，肺热咳嗽，痢疾，烫伤，毒蛇咬伤	三萜类、黄酮类、苯丙素类、甾醇类	[2] [31]
Hemionitidaceae 裸子蕨科	*Coniogramme* 凤丫蕨属	*C. japonica* 散血莲	祛风除湿，散血止痛，清热解毒；主治风湿关节痛，瘀血腹痛，闭经，跌打损伤，目赤肿痛	生物碱类、脂肪酸类、三萜类	[2] [32]
Athyriaceae 蹄盖蕨科	*Diplazium* 双盖蕨属	*D. donianum* 梳篦叶	清热利湿，凉血解毒；主治湿热黄疸，蛇咬伤，外伤出血，痛经	黄酮类	[2] [33]
	Dryoathyrium 介蕨属	*D. okuboanum* 小野山鸡尾巴草	清热消肿；主治疮疖，肿毒	黄酮类	[2] [33]
Thelypteridaceae 金星蕨科	*Cyclosorus* 毛蕨属	*C. parasiticus* 华南毛蕨	祛风，除湿；主治感冒，风湿痹痛，痢疾	黄酮类、甾醇类、脂肪酸类	[2] [34]
	Macrothe-lypteris 针毛蕨属	*M. oligophlebia* 金鸡尾巴草根	利水消肿，清热解毒，止血，杀虫；主治水肿，疮疖，外伤出血，蛔虫病	黄酮类	[2] [35]
	Pronephrium 新月蕨属	*P. penangianum* 鸡血莲	活血调经，散瘀止痛，除湿；主治月经不调，跌打损伤，风湿痹痛，痢疾，水肿	黄酮类、木脂素类、酚酸类、甾醇类	[2] [36]
Onocleaceae 球子蕨科	*Matteuccia* 荚果蕨属	*M. orientalis* 东方荚果蕨	祛风，止血；主治风湿痹痛，外伤出血	黄酮类、二苯乙烯类、异香豆素类、苯酞类	[2] [37]
		M. struthiopteris 荚果蕨	清热解毒，杀虫止血；主治热病发斑，腮腺炎，湿热疮毒，蛔虫腹痛，蛲虫病，赤痢便血	黄酮类、萜类、甾体类、苯丙素类、二苯乙烯类	[2] [37]

科	属	种	功　　效	化学成分	参考文献
Blechnaceae 乌毛蕨科	Blechnum 乌毛蕨属	B. orientale 乌毛蕨贯众	清热解毒，活血止血，驱虫；主治感冒，头痛，腮腺炎，跌打损伤，肠道寄生虫	黄酮类	[2] [33]
	Woodwardia 狗脊属	W. japonica 狗脊贯众	清热解毒，杀虫，止血，祛风湿；主治风热感冒，时行瘟疫，虫积腹痛，痢疾，外伤出血，风湿痹痛	甾醇类、黄酮类	[2] [38]
		W. orientalis 东方狗脊	祛风湿，补肝肾，强腰膝，解毒，杀虫；主治腰背酸痛，膝痛脚弱，痢疾	三萜类、黄烷类、酚酸类	[2] [39]
Dryopteridaceae 鳞毛蕨科	Cyrtomium 贯众属	C. fortunei 小贯众	清热解毒，凉血祛瘀，驱虫；主治感冒，热病斑疹，痢疾，黄疸，跌打损伤，肠道寄生虫	黄酮类、黄烷类、酚酸类	[2] [40]
	Dryopteris 鳞毛蕨属	D. crassirhizoma 绵马贯众	清热解毒，凉血止血，杀虫；主治风热感冒，温热斑疹，咳血，血痢，肠寄生虫病	黄酮类、甾体类、萜类、苯丙素类、脂肪酸类	[2] [41]
		D. filix-mas 欧绵马	清热解毒，凉血止血，驱虫，利水消肿；主治感冒发热，麻疹，肠寄生虫病，水肿	间苯三酚类、黄酮类、生物碱类	[2] [42]
Nephrolepidaceae 肾蕨科	Nephrolepis 肾蕨属	N. cordifolia 肾蕨	清热利湿，通淋止咳，消肿解毒；主治感冒发热，肺热咳嗽，黄疸，痢疾，疝气，烫伤，淋巴结炎	黄酮类、甾醇类、萜烯类、甾体类、生物碱类	[2] [43]
Davalliaceae 骨碎补科	Davallia 骨碎补属	D. formosana 大叶骨碎补	活血化瘀，补肾壮骨，祛风止痛；主治跌打损伤，肾虚腰痛，风湿骨痛	黄烷醇类	[2] [44]
	Humata 阴石蕨属	H. tyermanni 白毛蛇	清热解毒，祛风除湿，活血通络；主治肺热咳嗽，咽喉肿痛，风火牙痛，带状疱疹，风湿痹痛，湿热黄疸，腰肌劳损，跌打骨折	甾醇类、酚酸类	[2] [45]

科	属	种	功效	化学成分	参考文献
Polypodiaceae 水龙骨科	*Lepidogr-ammitis* 骨牌蕨属	*L. drymoglossoides* 鱼鳖星草	清热解毒，利水通淋，消瘀，止血；主治小儿高热，风火牙痛，外伤出血，跌打损伤，以及高血压，鼻炎，气管炎	三萜类、木脂素类、二萜类	[2] [46]
	Phymatopteris 假瘤蕨属	*P. hastata* 金鸡脚	清热解毒，驱风镇惊，利水通淋；主治外感热病，肺热咳嗽，咽喉肿痛，小儿惊风，蛇毒咬伤，痢疾	黄酮类、苯丙素类、甾醇类	[2] [47]
	Pyrrosia 石韦属	*P. lingua* 石韦	利水通淋，清肺化痰，凉血止血；主治淋病，痰热咳喘，外伤出血	黄酮类、甾醇类	[2] [48]
Drynariaceae 槲蕨科	*Drynaria* 槲蕨属	*D. roosii* 槲蕨	补肾强骨，活血止痛；主治肾虚腰痛，足膝痿弱，耳鸣耳聋，牙痛，跌打骨折及斑秃	黄酮类、苯丙素类、三萜类	[2] [49]
Marsileaceae 苹科	*Marsilea* 苹属	*M. quadrifolia* 苹	利水消肿，清热解毒，止血，除烦安神；主治水肿，小便不利，黄疸，心烦不眠，感冒，急性结膜炎，毒蛇咬伤	黄酮类、苯丙素类	[2] [50]

球子蕨科（Onocleaceae）作为药用蕨类的重要分科，包含 2 个属：球子蕨属（*Onoclea*）和荚果蕨属（*Matteuccia*）[51]，其中球子蕨属植物未有药用记载。荚果蕨属植物中的荚果蕨（*M. struthiopteris*（L.）Todaro）其根茎入药称为"荚果蕨贯众"，在多地中草药手册中均有记载，为常用民间草药，味苦、性微寒，具有清热解毒、杀虫、止血之功效，主治热病发斑、湿热疮毒、蛔虫腹痛、赤痢便血、鼻衄、崩漏，还可预防流行性感冒、流行性乙型脑炎、流行性腮腺炎等传染病[2,52]。荚果蕨属的另一植物东方荚果蕨（*M. Orientalis*（Hook.）Trev.）也有药用记载，其根茎和茎叶均可做药用，味苦、性凉，有祛风止血的功能，民间主要用于治疗风湿骨痛、创伤出血[2]。

1.2 荚果蕨属植物的研究进展

荚果蕨属植物为多年生蕨类，主产于北半球温带，我国有 3 种，分布于南岭山脉以北各省区[51]，分别为荚果蕨（*M. struthiopteris*（L.）Todaro）、东方荚果蕨（*M. Orientalis*（Hook.）Trev）. 和中华荚果蕨（*M. intermedia* C. Chr）。迄今有关该属植物化学和药理研究的报道仅涉及上述 3 个种，其中荚果蕨和东方荚果蕨有药用记载，而中华荚果蕨未见药用报道。现对荚果蕨属植物的药效物质基础、药理作用和食用价值综述如下。

1.2.1 荚果蕨属植物的化学成分

1.2.1.1 黄酮类化合物

目前已报道的从荚果蕨属植物中分离得到的黄酮类化合物共有 50 个，其化合物名称、植物基源与结构如表 1-2 和图 1-1 所示。

表 1-2 荚果蕨属植物中的黄酮类化合物

化合物编号	化合物名称	植物基源	参考文献
1	芹菜素	*M. struthiopteris*	[53]
2	槲皮素	*M. intrmedia*	[54]
3	荚果蕨黄素	*M. orientalis*	[55]
		M. struthiopteris	[56]
4	matteuorienin	*M. orientalis*	[55]
		M. struthiopteris	[56]
5	山奈酚-3-*O*-*β*-D-吡喃葡萄糖苷	*M. struthiopteris*	[57]
6	芹菜素-4′-*O*-*β*-D-吡喃葡萄糖苷	*M. struthiopteris*	[57]
7	山奈酚-3-*O*-*α*-L-吡喃鼠李糖苷-7-*O*-*β*-D-吡喃葡萄糖苷	*M. struthiopteris*	[57]
8	山奈酚-3,7-二-*O*-*α*-L-吡喃鼠李糖苷	*M. struthiopteris*	[57]
9	荚果蕨黄素 7-*O*-*β*-D-葡萄糖苷	*M. orientalis*	[58]
10	荚果蕨酚	*M. orientalis*	[59]、[60]
		M. struthiopteris	[56]
		M. intrmedia	[54]
11	去甲氧基荚果蕨酚	*M. orientalis*	[59]、[60]
		M. struthiopteris	[56]
		M. intrmedia	[54]
12	异荚果蕨酚	*M. orientalis*	[61]
13	荚果蕨素	*M. orientalis*	[62]
14	甲氧基荚果蕨素	*M. orientalis*	[62]
		M. intrmedia	[54]

化合物编号	化合物名称	植物基源	参考文献
15	2'-羟基荚果蕨酚	*M. orientalis*	[59]
16	matteflavoside G	*M. struthiopteris*	[57]
17	ophiofolius A	*M. struthiopteris*	[57]
18	杜鹃素	*M. orientalis*	[58]
19	去甲氧基荚果蕨酚 7-*O*-β-D-葡萄糖苷	*M. orientalis*	[58]
20	荚果蕨酚 7-*O*-β-D-葡萄糖苷	*M. orientalis*	[58]
21	myrciacitrin Ⅱ	*M. orientalis*	[58]
22	荚果蕨素 7-*O*-β-D-葡萄糖苷	*M. orientalis*	[58]
23	matteuorienate G	*M. orientalis*	[58]
24	matteuorienin B	*M. orientalis*	[58]
25	matteuorienin C	*M. orientalis*	[58]
26	matteuorienin D	*M. orientalis*	[58]
27	matteuorienate A	*M. orientalis*	[55]
		M. struthiopteris	[56]
28	matteuorienate B	*M. orientalis*	[55]
29	matteuorienate H	*M. orientalis*	[58]
30	matteuorienate J	*M. orientalis*	[58]
31	matteuorienate K	*M. orientalis*	[58]
32	matteuorienate D	*M. orientalis*	[58]
33	matteuorienate E	*M. orientalis*	[58]
34	matteuorienate F	*M. orientalis*	[58]
35	matteuorienate G	*M. orientalis*	[58]
36	matteuorienate I	*M. orientalis*	[58]
37	matteuorienate C	*M. orientalis*	[58]
38	matteflavoside A	*M. struthiopteris*	[57]
39	matteflavoside B	*M. struthiopteris*	[57]
40	matteflavoside C	*M. struthiopteris*	[57]
41	matteflavoside D	*M. struthiopteris*	[57]
42	山奈酚-3-*O*-[β-D-吡喃葡萄糖基-(1→2)-α-L-吡喃鼠李糖苷]-7-*O*-α-L-吡喃鼠李糖苷	*M. struthiopteris*	[57]

化合物编号	化合物名称	植物基源	参考文献
43	山奈酚-3-O-(α-L-3-O-乙酰基-吡喃鼠李糖苷)-7-O-α-L-吡喃鼠李糖苷	*M. struthiopteris*	[57]
44	山奈酚-3-O-(α-L-2-O-乙酰基-吡喃鼠李糖苷)-7-O-α-L-吡喃鼠李糖苷	*M. struthiopteris*	[57]
45	山奈酚-3-O-(α-L-4-O-乙酰基-吡喃鼠李糖苷)-7-O-α-L-吡喃鼠李糖苷	*M. struthiopteris*	[57]
46	matteflavoside E	*M. struthiopteris*	[57]
47	matteflavoside F	*M. struthiopteris*	[57]
48	山奈酚-3-O-[1，2，4-三羟基-3-氧代-5-甲基-tetradropyran-(1→2)-α-L-吡喃鼠李糖苷]-7-O-α-L-吡喃鼠李糖苷	*M. struthiopteris*	[57]
49	柚皮素	*M. orientalis*	[58]
50	原芹菜素	*M. orientalis* *M. struthiopteris*	[55] [57]

1 R_4 = OH R_1 = R_2 = R_3 = R_5 = R_6 = H
2 R_1 = R_4 = R_5 = OH R_2 = R_3 = R_6 = H
3 R_2 = R_3 = CH_3 R_1 = R_4 = R_5 = R_6 = H
4 R_1 = R_2 = R_3 = R_4 = R_5 = R_6 = H
5 R_4 = D-Glc R_1 = R_2 = R_3 = R_5 = R_6 = H
6 R_1 = D-Glc R_4 = OH R_2 = R_3 = R_5 = R_6 = H
7 R_1 = D-Glc R_4 = OH R_6 = L-Rha R_2 = R_3 = R_5 = H
8 R_1 = L-Rha R_4 = OH R_6 = L-Rha R_2 = R_3 = R_5 = H
9 R_6 = D-Glc R_2 = R_3 = CH_3 R_1 = R_4 = R_5 = H

10 R_1 = R_2 = R_3 = R_4 = R_5 = H
11 R_2 = OCH_3 R_1 = R_2 = R_4 = R_5 = H
12 R_3 = OCH_3 R_4 = OH R_1 = R_2 = R_5 = H
13 R_4 = OH R_1 = R_2 = R_3 = R_5 = H
14 R_4 = OH R_1 = R_2 = R_3 = R_5 = H
15 R_2 = OCH_3 R_3 = OH R_1 = R_4 = R_5 = H
16 R_2 = OCH_3 R_4 = R_5 = H R_1 = R_3 = OH
17 R_2 = OCH_3 R_1 = R_3 = OH R_5 = D-Glc R_4 = H
18 R_2 = OH R_1 = R_3 = R_4 = R_5 = H
19 R_5 = D-Glc R_1 = R_2 = R_3 = R_4 = H
20 R_2 = OCH_3 R_5 = D-Glc R_1 = R_3 = R_4 = H
21 R_2 = OH R_5 = D-Glc R_1 = R_3 = R_4 = H

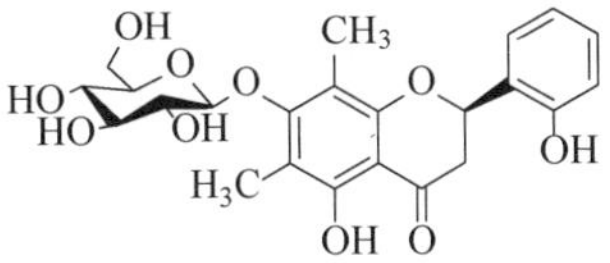

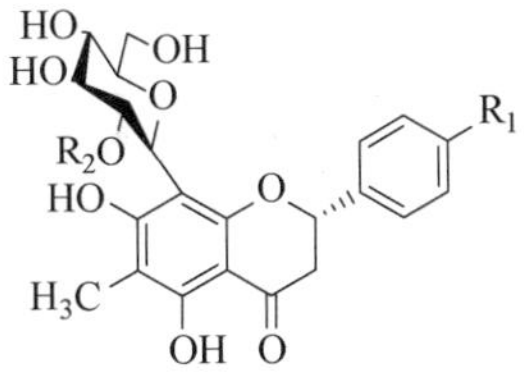

23 R$_1$ = OH R$_2$ = H
24 R$_1$ = H R$_2$ = L-Rha
25 R$_1$ = OH R$_2$ = L-Rha
26 R$_1$ = OCH$_3$ R$_2$ = L-Rha

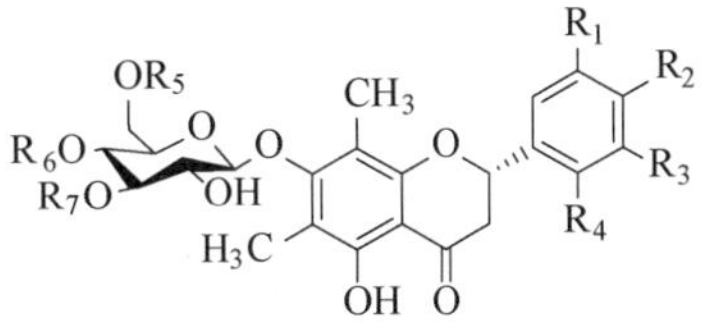

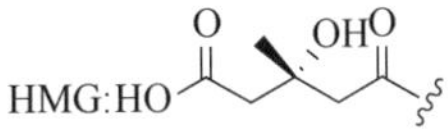

27 R$_2$ = OCH$_3$ R$_5$ = (S)-HMG R$_1$ = R$_3$ = R$_4$ = R$_6$ = R$_7$ = H
28 R$_5$ = (S)-HMG R$_1$ = R$_2$ = R$_3$ = R$_4$ = R$_6$ = R$_7$ = H
29 R$_2$ = OCH$_3$ R$_4$ = OH R$_5$ = (S)-HMG R$_1$ = R$_3$ = R$_6$ = R$_7$ = H
30 R$_1$ = OCH$_3$ R$_4$ = OH R$_5$ = (S)-HMG R$_2$ = R$_3$ = R$_6$ = R$_7$ = H
31 R$_4$ = OH R$_5$ = (S)-HMG R$_1$ = R$_2$ = R$_3$ = R$_6$ = R$_7$ = H
32 R$_2$ = OCH$_3$ R$_6$ = (S)-HMG R$_1$ = R$_3$ = R$_4$ = R$_5$ = R$_7$ = H
33 R$_6$ = (S)-HMG R$_1$ = R$_2$ = R$_3$ = R$_4$ = R$_5$ = R$_7$ = H
34 R$_2$ = OCH$_3$ R$_7$ = (S)-HMG R$_1$ = R$_3$ = R$_4$ = R$_5$ = R$_6$ = H
35 R$_7$ = (S)-HMG R$_1$ = R$_2$ = R$_3$ = R$_4$ = R$_5$ = R$_6$ = H

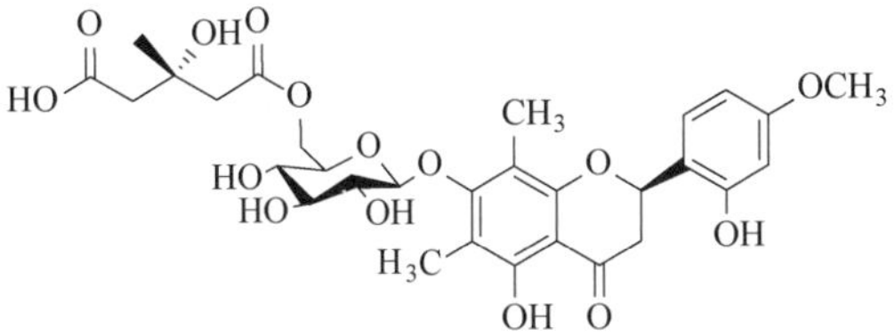

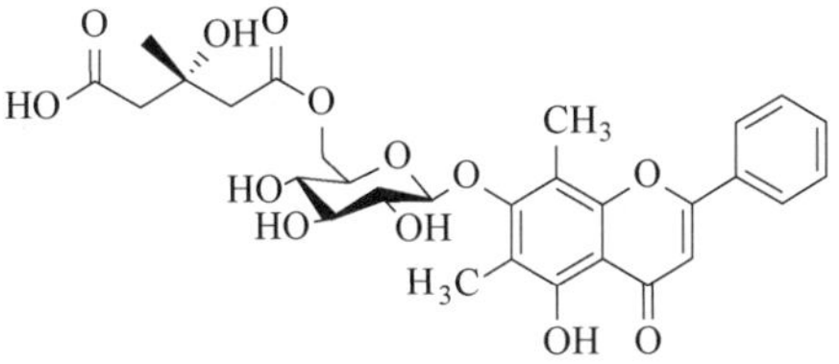

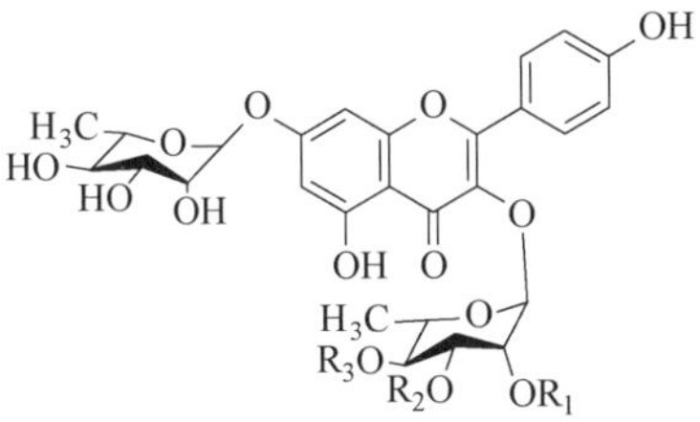

38 R$_1$ = L-Rha R$_2$ = R$_3$ = H
39 R$_1$ = D-Gal R$_2$ = R$_3$ = H
40 R$_1$ = D-Gal R$_2$ = H R$_3$ = Ac
41 R$_1$ = D-Glc R$_2$ = H R$_3$ = Ac
42 R$_1$ = D-Glc R$_2$ = R$_3$ = H
43 R$_1$ = H R$_2$ = Ac R$_3$ = H
44 R$_1$ = Ac R$_2$ = R$_3$ = H
45 R$_1$ = H R$_2$ = H R$_3$ = Ac
46 R$_1$ =   R$_2$ = R$_3$ = H
47 R$_1$ =   R$_2$ = R$_3$ = H
48 R$_1$ =   R$_2$ = R$_3$ = H

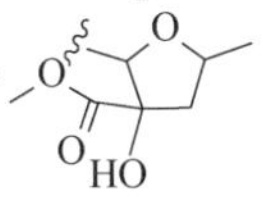

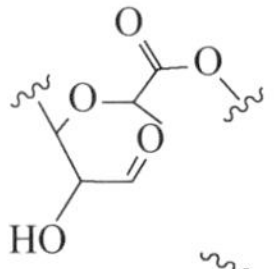

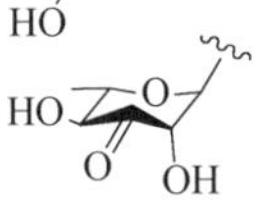

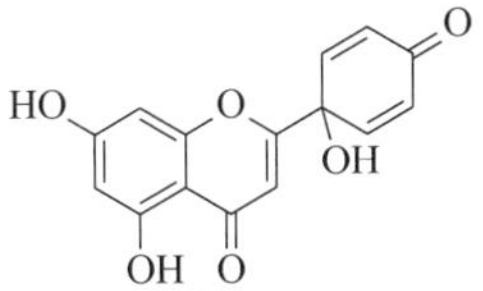

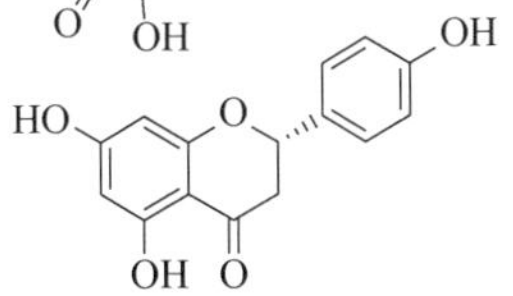

图 1-1 荚果蕨属植物中的黄酮类化合物的结构

1.2.1.2 萜类化合物

目前已报道的从荚果蕨属植物中分离得到的萜类化合物共有 13 个，其化合物名称、植物基源与结构如表 1-3 和图 1-2 所示。

表 1-3 荚果蕨属植物中的萜类化合物

化合物编号	化合物名称	植物基源	参考文献
51	4,7-巨豆二烯-3,9-二醇	*M. struthiopteris*	[63]
52	布卢门醇 A	*M. struthiopteris*	[63]
53	去氢催吐萝芙木醇	*M. struthiopteris*	[63]
54	bridelionol F	*M. struthiopteris*	[63]
55	bridelionol B	*M. struthiopteris*	[63]
56	3，5，6-三羟基-7-巨豆烯-9-酮	*M. struthiopteris*	[63]
57	5β，6α-二羟基-3β-(β-D-吡喃葡糖酰氧基)-7-巨豆烯-9-酮	*M. struthiopteris*	[63]
58	byzantionoside A	*M. struthiopteris*	[63]
59	dearabinosyl pneumonanthoside	*M. struthiopteris*	[63]
60	3-羟基-β-突厥酮葡萄糖苷	*M. struthiopteris*	[63]
61	反枝苋苷Ⅳ	*M. struthiopteris*	[63]
62	淫羊藿次苷 C_3	*M. struthiopteris*	[63]
63	狗脊蕨酸	*M. struthiopteris*	[53]

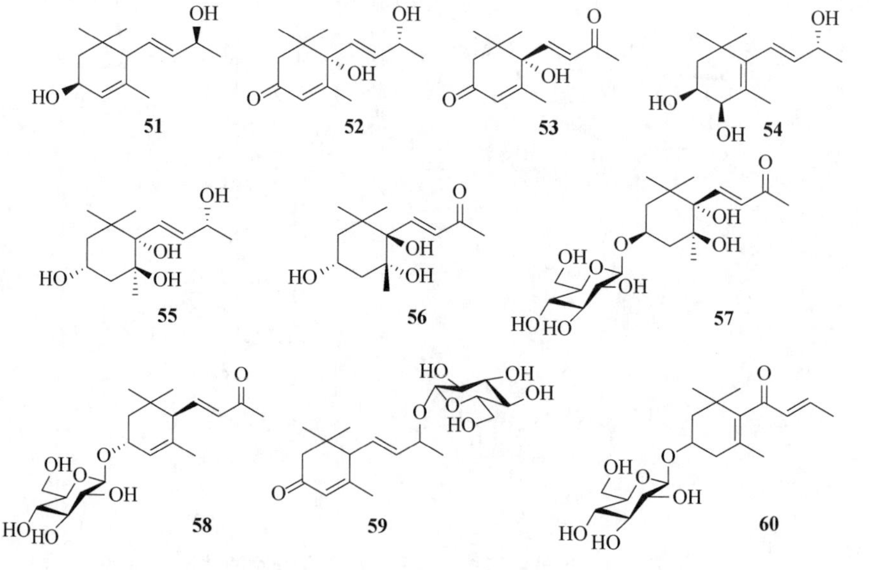

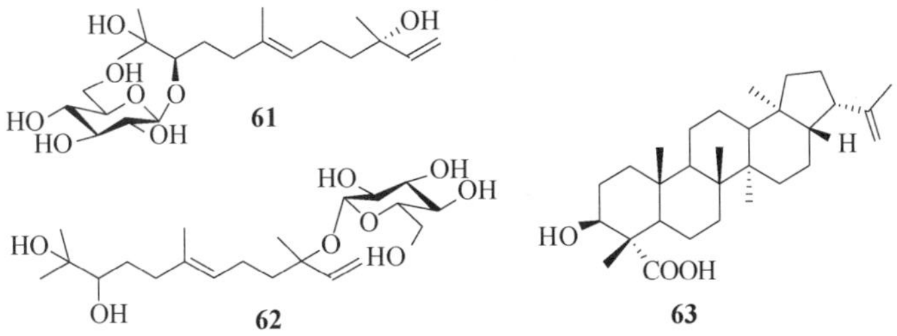

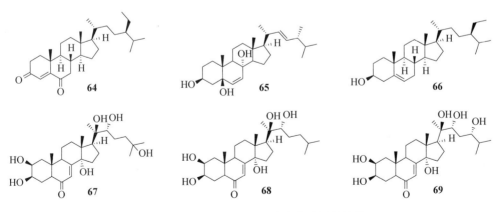

图 1-2 荚果蕨属植物中萜类化合物的结构

1.2.1.3 甾体类化合物

目前已报道的从荚果蕨属植物中分离得到的甾体类化合物共有 6 个，其化合物名称、植物基源与结构如表 1-4 和图 1-3 所示。

表 1-4 荚果蕨属植物中的甾体类化合物

化合物编号	化合物名称	植物基源	参考文献
64	豆甾-4-烯-3,6-二酮	*M. struthiopteris*	[53]
65	麦角甾-6，22-二烯-3，5，8-三醇	*M. struthiopteris*	[64]
66	β-谷甾醇	*M. struthiopteris*	[54]
		M. intrmedia	[64]
67	脱皮甾酮	*M. struthiopteris*	[65]
68	紫其甾酮 A	*M. struthiopteris*	[55]
69	蝶甾酮	*M. struthiopteris*	[55]

图 1-3 荚果蕨属植物中甾体类化合物的结构

1.2.1.4 苯丙素及其衍生物类化合物

目前已报道的从荚果蕨属植物中分离得到的苯丙素及其衍生物类化合物共有6个，其化合物名称、植物基源与结构如表1-5和图1-4所示。

表1-5 荚果蕨属植物中的苯丙素及其衍生物类化合物

化合物编号	化合物名称	植物基源	参考文献
70	对香豆酸-4-*O*-*β*-D-吡喃葡萄糖苷	*M. struthiopteris*	[53]
71	咖啡酸-4-*O*-*β*-D-吡喃葡萄糖苷	*M. struthiopteris*	[53]
72	L-*O*-咖啡酰高丝氨酸	*M. struthiopteris*	[66]
73	绿原酸	*M. struthiopteris*	[66]
74	matteustruthioside A	*M. struthiopteris*	[67]
75	matteustruthioside B	*M. struthiopteris*	[67]

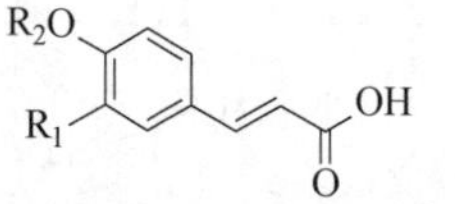

70 R_1 = H R_2 = D-Glc
71 R_1 = OH R_2 = D-Glc

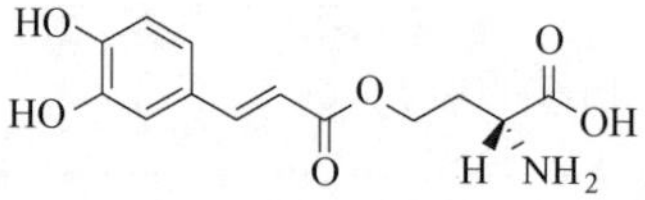

72

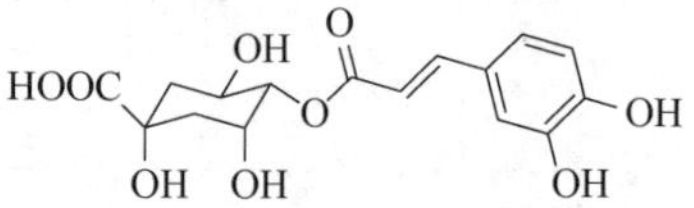

73

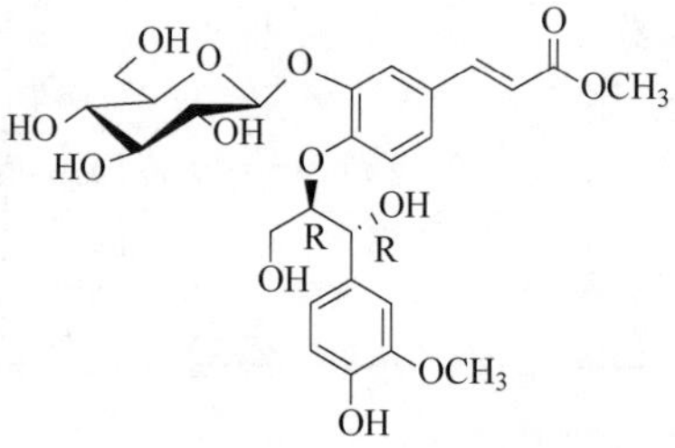

74

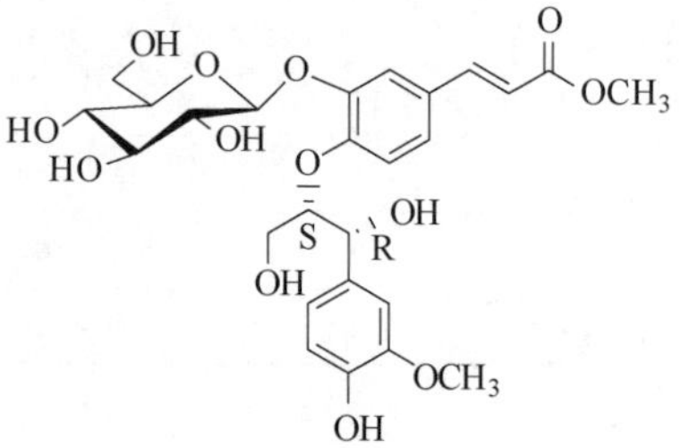

75

图1-4 荚果蕨属植物中苯丙素及其衍生物类化合物的结构

1.2.1.5 二苯乙烯类化合物

目前已报道的从荚果蕨属植物中分离得到的二苯乙烯类化合物共有5个，其化合物名称、植物基源与结构如表1-6和图1-5所示。

表1-6 荚果蕨属植物中的二苯乙烯类化合物

化合物编号	化合物名称	植物基源	参考文献
76	银松素	*M. orientalis*	[55]
		M. struthiopteris	[56]

化合物编号	化合物名称	植物基源	参考文献
77	银松素-3-O-β-D-葡萄糖苷	*M. orientalis*	[56]
78	pinosylvic acid	*M. orientalis*	[55]
79	gaylussacin	*M. struthiopteris*	[68]
80	matteucen J	*M. orientalis*	[69]

76	R₁ = R₂ = R₃ = H
77	R₁ = R₃ = H R₂ = Glc
78	R₁ = COOH R₂ = R₃ = H
79	R₁ = OH R₂ = COOH R₃ = Glc

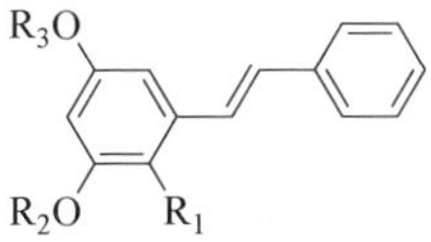

76 $R_1 = R_2 = R_3 = H$
77 $R_1 = R_3 = H$ $R_2 = Glc$
78 $R_1 = COOH$ $R_2 = R_3 = H$
79 $R_1 = OH$ $R_2 = COOH$ $R_3 = Glc$

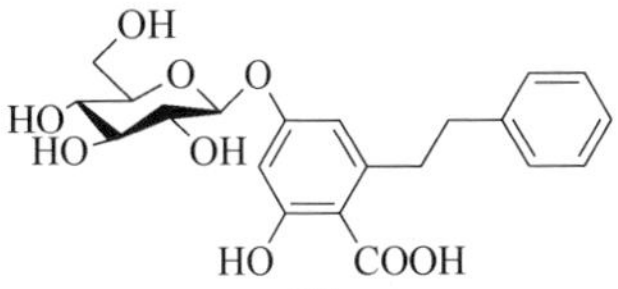

图 1-5 荚果蕨属植物中二苯乙烯类化合物的结构

1.2.1.6 异香豆素类化合物

目前已报道的从荚果蕨属植物中分离得到的异香豆素类化合物共有 3 个，其化合物名称、植物基源与结构如表 1-7 和图 1-6 所示。

表 1-7 荚果蕨属植物中的异香豆素类化合物

化合物编号	化合物名称	植物基源	参考文献
81	(−)-matteucen A	*M. orientalis*	[70]
82	(+)-matteucen A	*M. orientalis*	[70]
83	(±)-matteucen B	*M. orientalis*	[70]

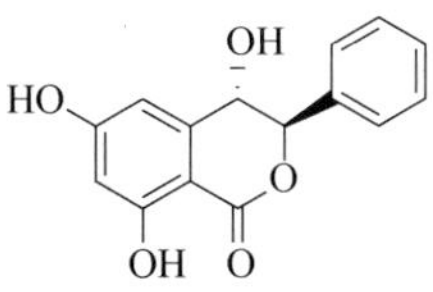

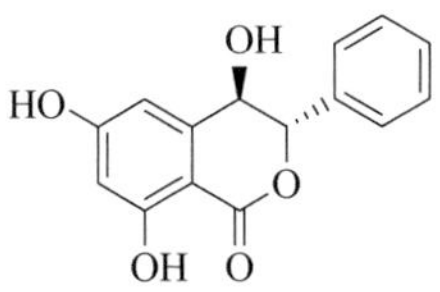

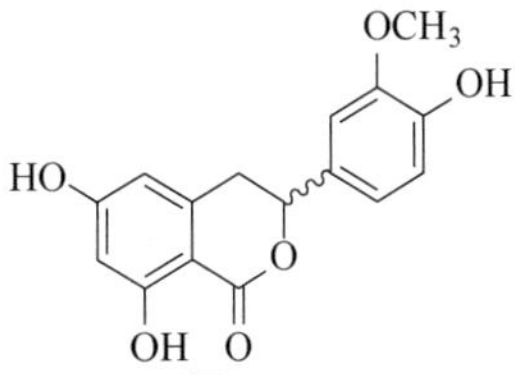

图 1-6 荚果蕨属植物中异香豆素类化合物的结构

1.2.1.7 苯酞类化合物

目前已报道的从荚果蕨属植物中分离得到的苯酞类化合物共有 2 个，其化合物名称、植物基源与结构如表 1-8 和图 1-7 所示。

表 1-8 荚果蕨属植物中的苯酞类化合物

化合物编号	化合物名称	植物基源	参考文献
84	(±)-matteucen C	*M. orientalis*	[70]
85	(±)-matteucen D	*M. orientalis*	[70]

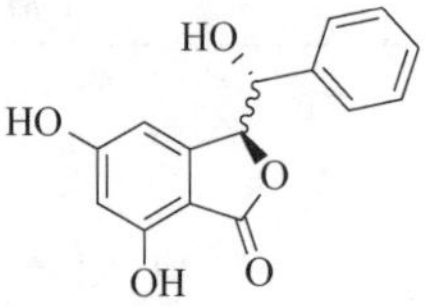

图 1-7 荚果蕨属植物中苯酞类化合物的结构

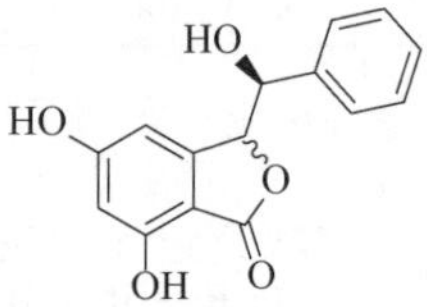

1.2.1.8 其他类化合物

荚果蕨地上部分经蒸馏得到挥发油，通过 GC-MS 分析，(*E*)-叶绿醇、壬醛和癸醛为主要的化合物。另外，挥发油还包含 (6*Z*)-壬烯醛、(8*Z*，11*Z*，14*Z*)-十七碳三烯醛和 (*Z*，*Z*)-8，11-十七碳二烯醛[71]。从荚果蕨根茎中还分离得到 1 个新神经鞘苷类化合物 [1-*O*-β-D-葡萄糖基-(2*S*，3*R*，4*E*，8*Z*)-2-*N*-(2′-羟基二十二碳酰)-二十碳鞘氨醇-4,8-二烯]、1 个新脂肪酸甘油酯苷类化合物 [1-*O*-β-D-半乳糖-(6→1)-α-D-半乳糖-2,3-*O*-十六烷酸甘油二酯] 及核黄素、D-葡萄糖、D-甘露糖醇、正十六烷酸、丁二酸[53,64,72]。另外，分别从东方荚果蕨根茎和中华荚果蕨全草中分离得到羟甲戊二酸[55]和软脂酸[54]。

1.2.2 荚果蕨属植物的药理活性研究

1.2.2.1 抗病毒活性

Li 等[57]采用抗甲型 H1N1 流感病毒筛选模型对从荚果蕨根茎中分离得到的部分单体化合物进行活性评价，结果显示 matteflavoside G、ophiofolius A、山奈酚-3-*O*-β-D-吡喃葡萄糖苷具有不同程度的抗流感病毒活性。

Huh 等[58]采用抗甲型 H1N1 流感病毒筛选模型对从东方荚果蕨中分离得到的黄酮类化合物进行抗病毒活性评价，结果显示化合物 teucinol、荚果蕨酚、荚果蕨素、甲氧基荚果蕨素、3′-羟基-5′-甲氧基-6,8-二甲基 huazhongilexone 对神经氨酸酶有良好的抑制活性。

夏光成等[73]对不同基原的贯众进行了抗腺病毒 3 型（Ad₃）和单纯疱疹病

毒 1 型（HSV-1）的体外试验，模拟治疗、模拟预防和模拟中和试验的结果显示，荚果蕨贯众水提液对 Ad_3 有强度治疗且对 HSV-1 有中度治疗作用，东方荚果蕨水提液对 HSV-1 有强度治疗且对 Ad_3 有中度治疗作用。

邵鹏[74]采用抗柯萨奇 B3 病毒、抗单纯疱疹病毒体外筛选模型，对从东方荚果蕨中分离得到的单体化合物进行抗病毒活性评价，结果显示化合物 (2S)-荚果蕨素和尼泊尔鸢尾立黄酮具有抗柯萨奇 B3 病毒（CVB3）的活性；化合物鹰嘴豆素和银松素具有抗单纯疱疹病毒（HSV）的活性。

1.2.2.2 降糖活性

荚果蕨属植物中的黄酮类化合物具有抑制醛糖还原酶的活性，在治疗糖尿病上具有广阔的前景。醛糖还原酶（AR）被认为是糖性白内障产生的关键酶，AR 抑制剂可用于糖尿病并发症的预防和治疗。荚果蕨素属非竞争性抑制类型，在 10^{-2} mmol/L 时对 Wistar 大鼠晶体 AR 的抑制率为 72%[75]。从东方荚果蕨的氯仿提取物中分离得到的 2′-羟基荚果蕨素（2′-羟基荚果蕨酚）对链唑霉素（STZ）诱导的糖尿病鼠显示出非常强的剂量依赖性降血糖作用，甚至在口服给药 10 mg/kg 的剂量下也有效果[59]。从东方荚果蕨根茎中分离得到的化合物 matterionates A 和 B 能抑制从小鼠眼球中分离出来的 AR 的活性，从而作为醛糖还原酶抑制剂用于治疗糖尿病并发症[60]。

1.2.2.3 抗氧化活性

王倩倩等[76]采用铁还原力体系、自由基清除体系、羟自由基清除体系，评价荚果蕨根状茎中多糖的体外抗氧化活性。结果表明，该多糖对羟自由基和 DPPH 自由基均有一定的清除作用，对 Fe^{3+} 有一定的还原能力，且呈一定的量效关系。该多糖对 DPPH 自由基和羟自由基的半数抑制浓度（IC_{50}）分别为 68.68 µg/mL 和 0.74 mg/mL。铁还原能力在 0.1~0.5 mg/mL 浓度范围内随着多糖浓度的增加而增强。

朱贞贞[77]以昆明小鼠为受试动物，以小鼠肝组织和血清中总超氧化物歧化酶（SOD）活性、丙二醛（MDA）含量和总抗氧化能力（T-AOC）为检测指标，在荚果蕨根茎提取物给药量为 50 mg/(kg·d) 时，小鼠肝组织中 T-SOD 活性、MDA 含量和 T-AOC 均与正常对照组有极显著差异，说明荚果蕨根茎提取物能够显著地提高小鼠体内氧自由基清除能力，减轻小鼠体内受氧自由基攻击造成的细胞损伤，有效地提高小鼠机体的抗氧化能力。

　　从荚果蕨的嫩叶中分离得到的新化合物 L-*O*-咖啡酰高丝氨酸具有抗自由基活性，用荧光法和 DPPH 法测定，IC_{50} 分别为 0.45 mmol/L 和 0.30 mmol/L[66]。

1.2.2.4　抗炎活性

　　荚果蕨贯众醇提取物可改善内毒素（LPS）所致小鼠全身炎症反应综合征（SIRS）引起的体温降低、血清胆固醇和白细胞数下降及肺水肿情况，说明对全身炎症反应综合征（SIRS）有一定程度的保护作用[78]。

1.2.2.5　抗菌活性

　　Kim 等[79]采用抑菌圈法和营养肉汤稀释法检测了东方荚果蕨的抑菌活性，结果显示 70% 乙醇提取物对痤疮丙酸杆菌和表皮葡萄球菌的最小抑菌浓度分别为 250 μg/mL 和 31.2 μg/mL，对痤疮丙酸杆菌引起的 THP-1 细胞前炎症细胞因子（IL-8、TNF-α）的分泌具有显著的抑制作用，表明其对痤疮具有良好的抗菌消炎作用。另外，荚果蕨贯众水煎剂（1∶1）对金黄色葡萄球菌等有抑制作用[80]。

1.2.2.6　抗寄生虫活性

　　荚果蕨属植物的根茎作为中药贯众主流品种之一，具有清热解毒、驱虫、止血的功效[38]。荚果蕨根茎及叶柄基部的水煎剂稀释到 16% 浓度时，体外对猪蛔虫头段表现不同程度的抑制和松弛作用；50%~70% 的水煎剂作用整体猪蛔虫 2~6 h 后，对猪蛔虫的活动具有不同程度的抑制作用[2]。

1.2.2.7　其他活性

　　给小鼠灌服荚果蕨贯众水煎剂（1∶1）0.5 mL/只，可缩短小鼠全血凝固时间，体外实验表明 0.2 g/mL 能缩短小鼠血浆凝固时间[80]。荚果蕨贯众总多糖可显著改善空肠弯曲杆菌（CJ-S131）诱导的系统性红斑狼疮模型小鼠体重降低，显著降低小鼠血清抗自身抗体和总 IgG 含量，抑制尿蛋白水平的升高，缓解肾病理损伤，表明贯众总多糖对狼疮样综合征小鼠有保护作用[81]。静脉注射 0.5 g/kg 的水煎剂能引起大鼠及兔在体子宫收缩[80]。采用经口一次性给予小鼠体积分数为 50% 的乙醇建造酒精致急性肝损伤小鼠模型，荚果蕨根茎中多糖各剂量组对谷丙转氨酶（GPT）、谷草转氨酶（GOT）和甘油三酯（TG）水平的升高表现出抑制作用，抑制了肝组织中超氧化物歧化酶（SOD）活力的下降及丙二醛（MDA）含量的升高。结果表明，荚果蕨多糖对肝脏有保护作用[75]。

1.2.3　荚果蕨属植物的食用价值

　　荚果蕨的孢子体幼苗在春季出土后呈拳卷状，脆嫩富含汁液，因散发出诱人的黄瓜清香味而被称为黄瓜香，又称为"广东菜"，采摘后可直接炒食，或晾干、腌渍后储存。荚果蕨在我国东北区有广泛的栽培，为著名的加工出口山野菜，具有很高的经济价值[82]。李晓等[83]通过对荚果蕨卷叶期和卷叶初展期幼叶中所含水分、粗蛋白、粗脂肪、粗纤维、灰分、矿物质等进行含量测定与分析，并与刺芹侧耳等进行比较，发现卷叶和初展叶干样中粗蛋白含量分别为32.50%和27.27%，粗纤维含量分别为11.11%和26.26%，均高于刺芹侧耳等，卷叶和初展叶中K、Ca、Mn含量也较高。结果表明，荚果蕨嫩叶有高蛋白、高纤维的特点，富含人体必需的无机元素，具有很高的营养价值，可开发为新的功能食品。东方荚果蕨的嫩叶也有食用记载，因而具有一定的开发利用价值[84]。

1.3 研 究 意 义

荚果蕨属植物具有抗病毒、降糖、抗氧化、抗炎、抗菌和驱虫等作用，是药用蕨类的重要组成部分，具有很好的研究和开发价值。荚果蕨带叶柄基的根茎入药称为"荚果蕨贯众"，作者所在课题组前期从荚果蕨的干燥根茎中分离得到了具有较好的抗病毒活性的天然成分。近年来有关东方荚果蕨抗病毒和降糖活性成分已经有多篇文献进行报道，课题组前期亦对东方荚果蕨进行了化学成分和生物活性的研究。然而，作为荚果蕨和东方荚果蕨的同属植物，中国特有种——中华荚果蕨的研究却非常匮乏，其药用价值尚未见报道，目前仅见一篇化学成分的研究论文[54]。中华荚果蕨是否同样具有抗病毒、降糖、抗氧化等作用的活性成分？中华荚果蕨和同属植物荚果蕨、东方荚果蕨所含化学物质的相关性如何，其中是否含有新结构类型的天然产物？这些问题都有待深入研究。为此，本书通过对中华荚果蕨根茎药效物质基础进行研究，并对其抗病毒、降糖、抗氧化和抗炎活性进行探索，填补和丰富荚果蕨属植物化学分类学研究的内容，发掘其药用价值，为荚果蕨属植物资源的合理、可持续开发利用和活性先导化合物的发现奠定理论和实验研究基础。

2 中华荚果蕨根茎的药效物质基础研究

中华荚果蕨（*Matteuccia intermedia* C. Chr.）为球子蕨科（Onocleaccae）荚果蕨属植物，其生山谷林下，海拔 1500~3200 m 处，主要分布在我国河北、山西、陕西、甘肃、湖北、四川、云南等省[51]。本书综合运用硅胶柱色谱、ODS 柱色谱、Sephadex LH-20 柱色谱以及反相 HPLC 等色谱分离手段，对采自四川省的荚果蕨根茎的 60%乙醇提取物进行了系统分离，从中分离得到 94 个化合物，通过理化性质和现代波谱学手段（UV、IR、MS、CD、^{1}H-NMR、^{13}C-NMR、2D-NMR）鉴定了它们的结构，包括黄酮类 49 个、色原酮类 3 个、萜类 9 个、苯丙素及其衍生物类 15 个、二苯乙烯类 5 个、木脂素类 2 个、酚酸类 8 个、其他类 3 个。其中，未见文献报道的新化合物 13 个（化合物 **1~10**、化合物 **50**、化合物 **53**、化合物 **84**），首次从荚果蕨属中分离得到的化合物 48 个。

2.1 中华荚果蕨根茎中分离得到的化合物编号、名称和结构

中华荚果蕨根茎中的化合物编号、名称和结构见表 2-1。

表 2-1 中华荚果蕨根茎中的化合物编号、名称和结构

化合物编号	化合物名称	结 构	鉴定方法
1*★*	去甲基荚果蕨酚		^{1}H,^{13}C, DEPT, ^{1}H-^{1}H COSY, HSQC, HMBC, HR-ESI-MS, IR, UV, CD, $[\alpha]_D^{20}$

化合物编号	化合物名称	结　　构	鉴定方法
2★	matteflavoside H		^{1}H, ^{13}C, DEPT, ^{1}H-^{1}H COSY, HSQC, HMBC, HR-ESI-MS, IR, UV, CD, $[\alpha]_D^{20}$
3★	matteflavoside I		^{1}H, ^{13}C, DEPT, ^{1}H-^{1}H COSY, HSQC, HMBC, HR-ESI-MS, IR, UV, CD, $[\alpha]_D^{20}$
4★	matteflavoside J		^{1}H, ^{13}C, DEPT, ^{1}H-^{1}H COSY, HSQC, HMBC, HR-ESI-MS, IR, UV, CD, $[\alpha]_D^{20}$
5★	matteuinterate A		^{1}H, ^{13}C, DEPT, ^{1}H-^{1}H COSY, HSQC, HMBC, HR-ESI-MS, IR, UV, CD, $[\alpha]_D^{20}$
6★	matteuinterate B		^{1}H, ^{13}C, DEPT, ^{1}H-^{1}H COSY, HSQC, HMBC, HR-ESI-MS, IR, UV, CD, $[\alpha]_D^{20}$

化合物编号	化合物名称	结　构	鉴定方法
7★	matteuinterate C		^{1}H, ^{13}C, DEPT, ^{1}H-^{1}H COSY, HSQC, HMBC, HR-ESI-MS, IR, UV, CD, $[\alpha]_D^{20}$
8★	matteuinterate D		^{1}H, ^{13}C, DEPT, ^{1}H-^{1}H COSY, HSQC, HMBC, HR-ESI-MS, IR, UV, CD, $[\alpha]_D^{20}$
9★	matteuinterate E		^{1}H, ^{13}C, DEPT, ^{1}H-^{1}H COSY, HSQC, HMBC, HR-ESI-MS, IR, UV, CD, $[\alpha]_D^{20}$
10★	matteuinterate F		^{1}H, ^{13}C, DEPT, ^{1}H-^{1}H COSY, HSQC, HMBC, HR-ESI-MS, IR, UV, CD, $[\alpha]_D^{20}$
11	matteuorienate B		^{1}H, ^{13}C, ESI-MS, CD, $[\alpha]_D^{20}$

化合物编号	化合物名称	结　　构	鉴定方法
12	matteuorienate K		^{1}H, ^{13}C, HR-ESI-MS, CD, $[\alpha]_D^{20}$
13	matteuorienate A		^{1}H, ^{13}C, ESI-MS, CD, $[\alpha]_D^{20}$
14	matteuorienate J		^{1}H, ^{13}C, HR-ESI-MS, CD, $[\alpha]_D^{20}$
15	matteuorienate H		^{1}H, ^{13}C, HR-ESI-MS, CD, $[\alpha]_D^{20}$
16	matteuorienate I		^{1}H, ^{13}C, HR-ESI-MS, CD, $[\alpha]_D^{20}$

化合物编号	化合物名称	结　构	鉴定方法
17	matteuorienate D		^{1}H, ^{13}C, HR-ESI-MS, CD, $[\alpha]_D^{20}$
18	matteuorienate F		^{1}H, ^{13}C, HR-ESI-MS, CD, $[\alpha]_D^{20}$
19	(2S)-去甲氧基荚果蕨酚		^{1}H, ^{13}C, ESI-MS, CD, $[\alpha]_D^{20}$
20	杜鹃素		^{1}H, ^{13}C, ESI-MS, CD, $[\alpha]_D^{20}$
21	荚果蕨酚		^{1}H, ^{13}C, HR-ESI-MS, CD, $[\alpha]_D^{20}$
22	荚果蕨素		^{1}H, ^{13}C, ESI-MS, CD, $[\alpha]_D^{20}$
23	甲氧基荚果蕨素		^{1}H, ^{13}C, ESI-MS, CD, $[\alpha]_D^{20}$

化合物编号	化合物名称	结　　构	鉴定方法
24	3′-羟基-荚果蕨酚		^{1}H, ^{13}C, ESI-MS, CD, $[\alpha]_D^{20}$
25▲	贯众素		^{1}H, ^{13}C, ESI-MS, CD, $[\alpha]_D^{20}$
26▲	5,7-二羟基-6-甲基-4′-甲氧基二氢黄酮		^{1}H, ^{13}C, ESI-MS, CD, $[\alpha]_D^{20}$
27	(−)-圣草酚		^{1}H, ^{13}C, ESI-MS, CD, $[\alpha]_D^{20}$
28	去甲氧基荚果蕨素-7-O-β-D-葡萄糖苷		^{1}H, ^{13}C, ESI-MS, CD, $[\alpha]_D^{20}$
29▲	杜鹃素-7-O-β-D-葡萄糖苷		^{1}H, ^{13}C, ESI-MS, CD, $[\alpha]_D^{20}$
30	荚果蕨素-7-O-β-D-吡喃葡萄糖苷		^{1}H, ^{13}C, HR-ESI-MS, CD, $[\alpha]_D^{20}$

化合物编号	化合物名称	结　构	鉴定方法
31	myrciacitrin Ⅱ		^{1}H, ^{13}C, ESI-MS, CD, $[\alpha]_D^{20}$
32	matteflavoside G		^{1}H, ^{13}C, ESI-MS, CD, $[\alpha]_D^{20}$
33▲	(2S)-异樱花苷		^{1}H, ^{13}C, ESI-MS, CD, $[\alpha]_D^{20}$
34▲	poncirin		^{1}H, ^{13}C, ESI-MS, CD, $[\alpha]_D^{20}$
35▲	柚皮素-7-O-β-D-葡萄糖醛酸苷		^{1}H, ^{13}C, ESI-MS, CD, $[\alpha]_D^{20}$
36▲	圣草酚 7-O-葡萄糖醛酸苷		^{1}H, ^{13}C, ESI-MS, CD, $[\alpha]_D^{20}$
37▲	prainianonide		^{1}H, ^{13}C, ESI-MS, CD, $[\alpha]_D^{20}$

化合物编号	化合物名称	结构	鉴定方法
38▲	(2S)-helichrysin A		^{1}H, ^{13}C, ESI-MS, CD, $[\alpha]_D^{20}$
39▲	(2R)-helichrysin A		^{1}H, ^{13}C, ESI-MS, CD, $[\alpha]_D^{20}$
40▲	圣草酚 5-O-β-D-葡萄吡喃糖苷		^{1}H, ^{13}C, ESI-MS, CD, $[\alpha]_D^{20}$
41▲	(2S)-5-[α-L-鼠李糖基-(1→2)-O-β-D-吡喃葡萄糖基]-柚皮素		^{1}H, ^{13}C, ESI-MS, CD, $[\alpha]_D^{20}$
42▲	(2R)-5-[α-L-鼠李糖基-(1→2)-O-β-D-吡喃葡萄糖基]-柚皮素		^{1}H, ^{13}C, ESI-MS, CD, $[\alpha]_D^{20}$
43▲	山奈酚-7-O-葡萄糖苷		^{1}H, ^{13}C, HR-ESI-MS, $[\alpha]_D^{20}$

化合物编号	化合物名称	结　　构	鉴定方法
44	山奈酚-3-O-葡萄糖苷		^{1}H,^{13}C, ESI-MS, $[\alpha]_D^{20}$
45	槲皮素 3-葡萄糖苷		^{1}H,^{13}C, ESI-MS, $[\alpha]_D^{20}$
46▲	(-)-表儿茶酸		^{1}H,^{13}C, ESI-MS, $[\alpha]_D^{20}$
47▲	金鸡纳素Ⅰa		^{1}H,^{13}C, ESI-MS, CD, $[\alpha]_D^{20}$
48▲	catiguanin B		^{1}H,^{13}C, ESI-MS, CD, $[\alpha]_D^{20}$
49▲	2β，3β-环氧-5，7，3′，4′-四羟基黄烷-(4α-8-表儿茶素)		^{1}H,^{13}C, ESI-MS, $[\alpha]_D^{20}$

化合物编号	化合物名称	结 构	鉴定方法
50	matteuinterin B		^{1}H,^{13}C,DEPT, ^{1}H-^{1}H COSY, HSQC,HMBC, HR-ESI-MS, IR,UV,$[\alpha]_D^{20}$
51	毛枝蕨醇		^{1}H,^{13}C, HR-ESI-MS
52▲	毛枝蕨醇 7-O-β-D-吡喃葡萄糖苷		^{1}H,^{13}C, ESI-MS,$[\alpha]_D^{20}$
53	matteuinterin A		^{1}H,^{13}C,DEPT, ^{1}H-^{1}H COSY, HSQC,HMBC, NOESY,HR-ESI-MS,IR, UV,$[\alpha]_D^{20}$
54▲	(S)-(+)-脱落酸		^{1}H,^{13}C, ESI-MS,$[\alpha]_D^{20}$
55	(6R，7E，9R)-9-羟基-4,7-巨豆二烯-3-酮 9-O-β-D-吡喃葡萄糖苷		^{1}H,^{13}C,CD, ESI-MS,$[\alpha]_D^{20}$
56	(6S，7E，9R)-9-羟基-4,7-巨豆二烯-3-酮 9-O-β-D-吡喃葡萄糖苷		^{1}H,^{13}C,CD, ESI-MS,$[\alpha]_D^{20}$

续表 2-1

化合物编号	化合物名称	结　　构	鉴定方法
57▲	byzantionoside B		^{1}H, ^{13}C, CD, ESI-MS, $[\alpha]_D^{20}$
58▲	isodonmegastigmane I		^{1}H, ^{13}C, ESI-MS, $[\alpha]_D^{20}$
59▲	9ζ-O-β-D-吡喃葡萄糖基-5-巨豆烯-4-酮		^{1}H, ^{13}C, ESI-MS, $[\alpha]_D^{20}$
60▲	kankanoside P	HOOC	^{1}H, ^{13}C, ESI-MS, $[\alpha]_D^{20}$
61▲	(3S, 6S)-6,7-二羟基-6,7-二氢芳樟醇 3-O-β-D-吡喃葡萄糖苷	HO	^{1}H, ^{13}C, HR-ESI-MS, $[\alpha]_D^{20}$
62▲	肉桂酸		^{1}H, ^{13}C, ESI-MS
63	咖啡酸甲酯		^{1}H, ^{13}C, ESI-MS
64▲	对羟基亚苄基丙酮		^{1}H, ^{13}C, ESI-MS
65	3,4-二羟基苯丙酮		^{1}H, ^{13}C, ESI-MS

化合物编号	化合物名称	结　　构	鉴定方法
66▲	2-*O*-β-D-吡喃葡萄糖基反式肉桂酸		^{1}H, ^{13}C, ESI-MS, $[\alpha]_D^{20}$
67	绿原酸		^{1}H, ^{13}C, HR-ESI-MS, $[\alpha]_D^{20}$
68	隐绿原酸		^{1}H, ^{13}C, HR-ESI-MS, $[\alpha]_D^{20}$
69▲	新绿原酸		^{1}H, ^{13}C, HR-ESI-MS, $[\alpha]_D^{20}$
70▲	4-*O*-咖啡莽草酸		^{1}H, ^{13}C, ESI-MS, $[\alpha]_D^{20}$
71▲	3,4-二咖啡酰奎宁酸		^{1}H, ^{13}C, ESI-MS, $[\alpha]_D^{20}$
72▲	3,5-二咖啡酰奎宁酸		^{1}H, ^{13}C, ESI-MS, $[\alpha]_D^{20}$

化合物编号	化合物名称	结　　构	鉴定方法
73▲	4,5-二咖啡酰奎宁酸		^{1}H, ^{13}C, ESI-MS, $[\alpha]_D^{20}$
74▲	3,4-二咖啡酰奎宁酸甲酯		^{1}H, ^{13}C, ESI-MS, $[\alpha]_D^{20}$
75▲	3,5-二咖啡酰奎宁酸甲酯		^{1}H, ^{13}C, ESI-MS, $[\alpha]_D^{20}$
76▲	4,5-二咖啡酰奎宁酸甲酯		^{1}H, ^{13}C, ESI-MS, $[\alpha]_D^{20}$
77	银松素-3-O-β-D-吡喃葡萄糖苷		^{1}H, ^{13}C, ESI-MS, $[\alpha]_D^{20}$
78	(E)-虎杖苷		^{1}H, ^{13}C, ESI-MS, $[\alpha]_D^{20}$

化合物编号	化合物名称	结 构	鉴定方法
79▲	3,5-二羟基二苯乙烯-3-O-新橙皮苷		^{1}H,^{13}C, ESI-MS, $[\alpha]_D^{20}$
80	gaylussacin		^{1}H,^{13}C, ESI-MS, $[\alpha]_D^{20}$
81	matteucen J		^{1}H,^{13}C, ESI-MS, $[\alpha]_D^{20}$
82▲	(−)-松脂醇		^{1}H,^{13}C, ESI-MS, $[\alpha]_D^{20}$
83▲	(−)-松脂醇 4-O-β-D-葡萄糖苷		^{1}H,^{13}C, ESI-MS, $[\alpha]_D^{20}$
84★	matteuinterin C		^{1}H,^{13}C, DEPT, ^{1}H-^{1}H COSY, HSQC, HMBC, HR-ESI-MS, IR, UV,$[\alpha]_D^{20}$

化合物编号	化合物名称	结　构	鉴定方法
85▲	原儿茶酸甲酯		^{1}H, ^{13}C, ESI-MS
86▲	甲基熊果苷		^{1}H, ^{13}C, HR-ESI-MS, $[\alpha]_D^{20}$
87▲	2-甲氧基苯基-β-D-吡喃葡萄糖苷		^{1}H, ^{13}C, HR-ESI-MS, $[\alpha]_D^{20}$
88▲	3,4-二甲氧基苯基-O-β-D-吡喃葡萄糖苷		^{1}H, ^{13}C, ESI-MS, $[\alpha]_D^{20}$
89▲	2,4-二甲氧基苯基-O-β-D-吡喃葡萄糖苷		^{1}H, ^{13}C, HR-ESI-MS, $[\alpha]_D^{20}$
90▲	金丝桃苷		^{1}H, ^{13}C, ESI-MS, $[\alpha]_D^{20}$
91▲	异金丝桃苷		^{1}H, ^{13}C, ESI-MS, $[\alpha]_D^{20}$

化合物编号	化合物名称	结　构	鉴定方法
92	(3R)-thunberginol C	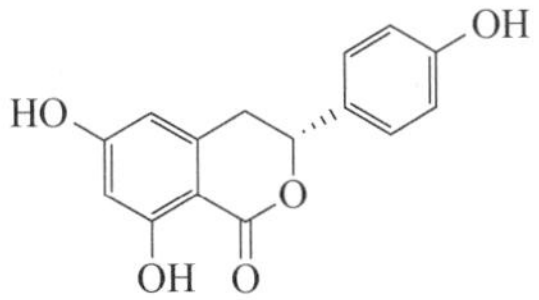	^{1}H,^{13}C,ESI-MS, CD,$[\alpha]_D^{20}$
93▲	吲哚-3-甲醛	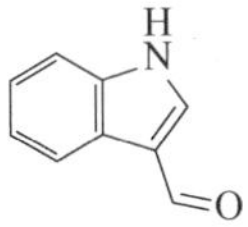	^{1}H,^{13}C,ESI-MS
94▲	leptosphaerin	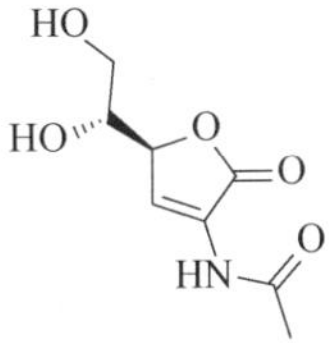	^{1}H,^{13}C,HR-ESI-MS,$[\alpha]_D^{20}$

注：★为新化合物，▲为属首分。

2.2　化合物结构解析

2.2.1　新化合物结构解析

化合物 1 的结构式如下：

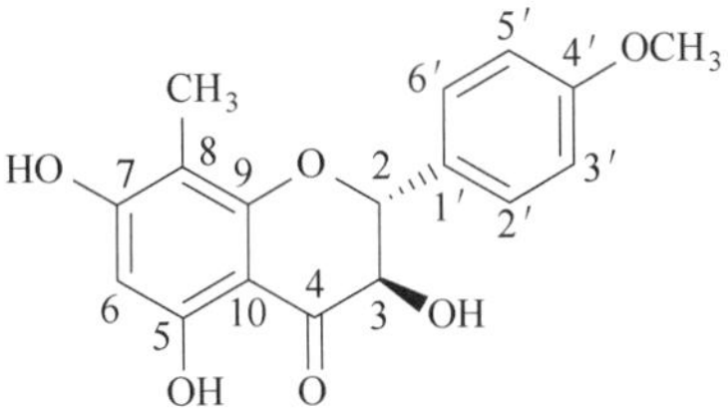

淡黄色无定形粉末，$[\alpha]_D^{20}-8.0$（c 0.05，MeOH）。HR-ESI-MS（positive）给出准分子离子峰 m/z 317.1023 $[M+H]^+$（计算值为 317.1025，$C_{17}H_{17}O_6$），从而确定该化合物分子式为 $C_{17}H_{16}O_6$，计算其不饱和度为 10。在 UV 图谱（MeOH）中显示 λ_{max}（log ε）：294（3.93）nm 的特征吸收，提示可能为二氢黄酮醇类化合物。

化合物 **1** 的^{1}H-NMR（600 MHz，氘代甲醇）图谱中，低场区显示一组芳香氢信号 δ_H 7.51（2H，d，8.6 Hz，H-2′/H-6′），7.01（2H，d，8.6 Hz，H-3′/H-

5′），构成一个 AA′XX′偶合系统，推测结构中含有一个 1，4-二取代的苯环（B 环）；δ_H 6.00（1H，s，H-6）为一个孤立的芳香氢信号；δ_H 5.03（1H，d，11.3 Hz，H-2），4.54（1H，d，11.3 Hz，H-3）为二氢黄酮醇 C-2 和 C-3 处特征质子信号，并根据偶合常数确定为反式偶合；高场区还显示一组甲氧基氢信号 δ_H 3.86（3H，s，4′-OCH$_3$）和一组甲基氢信号 δ_H 1.93（3H，s，8-CH$_3$）。^{13}C-NMR（150 MHz，氘代甲醇）图谱结合 DEPT135 谱中显示 17 个碳信号，包含 1 个羰基碳信号（δ_C 199.5），4 个 sp^2 杂化的连氧季碳信号（δ_C 167.7，163.7，162.5，162.1），5 个 sp^2 杂化的次甲基碳信号（δ_C 131.0×2，δ 115.7×2，97.5），3 个 sp^2 杂化的季碳信号（δ_C 131.7，105.7，102.6），δ_C 85.4 和 74.6 为 2 个 sp^3 杂化的连氧季碳信号，高场区 δ_C 56.6 为 1 个甲氧基碳信号，δ_C 8.3 为 1 个甲基碳信号。综合 ^{1}H-NMR、^{13}C-NMR 图谱数据、分子式和不饱和度，可以确定该化合物为二氢黄酮醇类化合物，且结构中含有三个羟基、一个甲氧基和一个甲基。

HMBC 谱中，—CH$_3$（δ_H 1.93）/C-7，C-8，C-9 之间的远程相关，提示甲基连接在 C-8 位；同时—OCH$_3$（δ_H 3.86）/C-4′之间的远程相关，提示甲氧基连接在 C-4′ 位。在化合物 1 的 CD 谱中，293 nm 处显示负的 Cotton 效应，330 nm 处显示正的 Cotton 效应，结合文献［85］，确定化合物 1 的 C-2 位和 C-3 位均具有 *R* 构型。

综上所述，确定该化合物为（2*R*，3*R*）-3，5，7-三羟基-8-甲基-4′-甲氧基二氢黄酮醇，并结合 HSQC 和 HMBC 图谱数据对该化合物的碳氢信号进行了归属（表 2-2）。经 SciFinder Scholar 检索，该化合物未见相关报道，表明化合物 1 为一个新的二氢黄酮醇类化合物，命名为去甲基荎果蕨酚。

表 2-2 化合物 1 的核磁氢谱和碳谱数据

1（氘代甲醇）					
编号	δ_C	δ_H（*J* in Hz）	编号	δ_C	δ_H（*J* in Hz）
2	85.4	5.03 d（11.3）	1′	131.7	
3	74.6	4.54 d（11.3）	2′	131.0	7.51 d（8.6）
4	199.5		3′	115.7	7.01 d（8.6）
5	163.7		4′	162.5	
6	97.5	6.00 s	5′	115.7	7.01 d（8.6）
7	167.7		6′	131.0	7.51 d（8.6）
8	105.7		8-CH$_3$	8.3	1.93 s
9	162.1		4′-OCH$_3$	56.6	3.86 s
10	102.6				

化合物 2 的结构式如下：

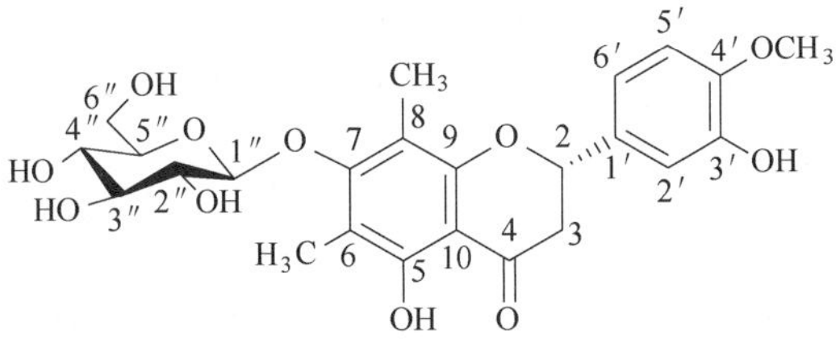

黄色无定形粉末，$[\alpha]_D^{20}$ -38.0（c 0.05，MeOH），HR-ESI-MS（positive）给出准分子离子峰 m/z 493.1705 $[M+H]^+$（计算值为 493.1710，$C_{24}H_{29}O_{11}$），从而确定该化合物分子式为 $C_{24}H_{28}O_{11}$，推测其分子量为 492，计算其不饱和度为 11。在 UV 图谱（MeOH）中显示（log ε）282（3.99）nm 的特征吸收，提示可能为二氢黄酮类化合物。

化合物 **2** 和化合物 **24** 的 ^{1}H-NMR（600 MHz，氘代 DMSO）和 ^{13}C-NMR（150 MHz，氘代 DMSO）图谱数据部分相似，仅在化合物 **2** 的结构中多了一个葡萄糖片段。通过 ^{1}H-^{1}H COSY 谱，结合 HSQC 和 HMBC 谱，将葡萄糖片段进行归属。HMBC 谱中，H-1″/C-7 存在远程相关，推出葡萄糖片段连在母核的 7 位。根据 ^{1}H-NMR 中端基质子信号 δ_H 4.62（1H，d，7.7 Hz）的偶合常数推测葡萄糖片段的相对构型为 β 构型。通过对化合物进行酸水解结合 HPLC 分析[86]，与标准糖比对旋光，确定葡萄糖绝对构型为 D 型。结合文献 [85]，在化合物 **2** 的 CD 谱中，287 nm 处显示负的 Cotton 效应，356 nm 处显示了正的 Cotton 效应，确定化合物 **2** 的绝对构型为 S 构型。

综上所述，确定该化合物为（2S）-3′-羟基莰果蕨酚-7-O-β-D-葡萄糖苷，并结合 HSQC、HMBC 谱数据对该化合物的碳氢信号进行了归属（表 2-3）。经 SciFinder Scholar 检索，该化合物未见相关报道，表明化合物 **2** 为一个新的二氢黄酮苷类化合物，命名为 matteflavoside H。

化合物 3 的结构式如下：

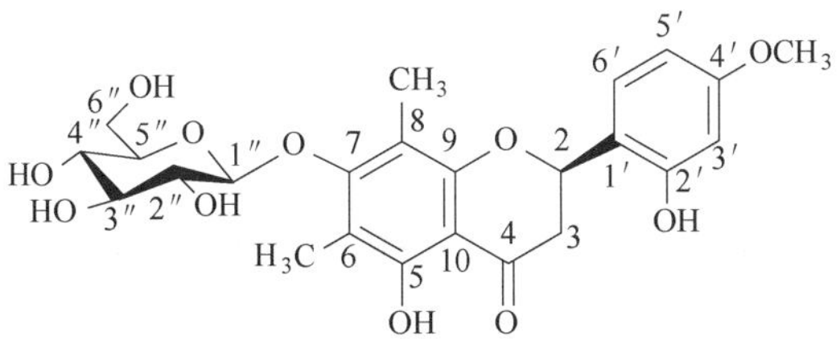

黄色无定形粉末，$[\alpha]_D^{20}-28.0$（c 0.05，MeOH），HR-ESI-MS（negative）给出准分子离子峰 m/z 491.1549 $[M-H]^-$（计算值为 491.1553，$C_{24}H_{27}O_{11}$），从而确定该化合物分子式为 $C_{24}H_{28}O_{11}$，推测其分子量为 492，计算其不饱和度为 11。在 UV 图谱（MeOH）中显示（log ε）285（4.02）nm 的特征吸收，提示可能为二氢黄酮类化合物。

对比化合物 **3** 和化合物 **2** 的 ^{1}H-NMR（600 MHz，氘代 DMSO）和 ^{13}C-NMR（150 MHz，氘代 DMSO）图谱数据部分相似，仅化合物 **3** 的 B 环数据存在差异。通过 ^{1}H-^{1}H COSY 谱，结合 HSQC 和 HMBC 谱，将葡萄糖片段、A 环和 C 环的信号进行归属。HMBC 谱中，H-2/C-1′、C-2′、C-6′ 存在远程相关，H-5′/C-3′、C-4′ 存在远程相关，H-6/C-2′、C-4′、C-5′ 存在远程相关，δ_H 3.73（4′-OCH$_3$）/C-4′ 存在远程相关，推出甲氧基连在 C-4′ 位，羟基连在 2′ 位。结合文献 [85]，在化合物 **3** 的 CD 谱中，291 nm 处显示正的 Cotton 效应，350 nm 处显示负的 Cotton 效应，确定化合物 **3** 的 C-2 绝对构型为 R 构型。

综上所述，确定该化合物为 (2R)-2′-羟基荚果蕨酚-7-O-β-D-葡萄糖苷，并结合 HSQC、HMBC 谱数据对该化合物的碳氢信号进行了归属（表 2-3）。经 SciFinder Scholar 检索，该化合物未见相关报道，表明化合物 **3** 为一个新的二氢黄酮苷类化合物，命名为 matteflavoside I。

化合物 4 的结构式如下：

黄色无定形粉末，$[\alpha]_D^{20}-54.0$（c 0.05，MeOH），HR-ESI-MS（negative）给出准分子离子峰 m/z 463.1617 $[M+H]^+$（计算值为 463.1604，$C_{23}H_{27}O_{10}$），从而确定该化合物分子式为 $C_{23}H_{26}O_{10}$，推测其分子量为 462，计算其不饱和度为 11。在 UV 图谱（MeOH）中显示（log ε）264（4.01）nm 的特征吸收，提示可能为二氢黄酮类化合物。

对比化合物 **4** 和荚果蕨素-7-O-β-D-葡萄糖苷的 ^{1}H-NMR（600 MHz，氘代 DMSO）和 ^{13}C-NMR（150 MHz，氘代 DMSO）数据基本一致，提示具有相同的平

面结构。结合文献［85］，在化合物**4**的CD谱中，277 nm处显示负的Cotton效应，350 nm处显示正的Cotton效应，确定化合物**4**的C-2绝对构型为S构型，与已报道的化合物构型相反。

综上所述，确定该化合物为（2S）-荚果蕨素-7-O-β-D-葡萄糖苷，并结合HSQC、HMBC谱数据对该化合物的碳氢信号进行了归属（表2-3）。经SciFinder Scholar检索，该化合物未见相关报道，表明化合物**4**为一个新的二氢黄酮苷类化合物，命名为matteflavoside J。

表2-3 化合物2~4的核磁氢谱和碳谱数据

编号	2（氘代 DMSO）		3（氘代 DMSO）		4（氘代 DMSO）	
	δ_C	δ_H （J in Hz）	δ_C	δ_H （J in Hz）	δ_C	δ_H （J in Hz）
2	78.8	5.52 dd（12.3, 3.0）	74.2	5.65 dd（12.9, 2.9）	74.8	5.76 dd（12.8, 3.0）
3	43.2	3.30 m 2.86 dd（17.0, 3.0）	42.0	3.30 m 2.75 dd（17.1, 2.9）	42.3	3.28 m 2.88 dd（17.0, 3.0）
4	199.4		199.4		199.5	
5	158.7		158.3		158.8	
6	112.1		111.6		112.0	
7	162.3		161.9		162.3	
8	111.0		110.5		111.1	
9	158.1		158.2		158.5	
10	105.7		105.2		105.6	
1′	132.2		117.9		125.9	
2′	114.8	6.99 d（2.3）	156.3		155.2	
3′	147.4		105.2	6.48 m	116.4	6.93 d（7.9）
4′	148.7		160.8		130.2	7.24 td（7.9, 1.5）
5′	113.0	6.98 d（8.3）	101.8	6.46 m	120.1	6.92 t（7.9）
6′	118.3	6.92 dd（8.3, 2.3）	128.4	7.36 d（8.3）	127.6	7.51 dd（7.9, 1.5）
6-CH₃	9.6	2.12 s	9.2	2.10 s	9.6	2.14 s
8-CH₃	10.2	2.11 s	9.7	2.06 s	10.2	2.12 s
4′-OCH₃	56.6	3.81 s	55.5	3.73 s		
5-OH		12.15 brs		12.13 brs		12.14 brs
3′-OH		9.15 brs				9.88 brs

续表 2-3

编号	2（氘代 DMSO）		3（氘代 DMSO）		4（氘代 DMSO）	
	δ_C	δ_H（J in Hz）	δ_C	δ_H（J in Hz）	δ_C	δ_H（J in Hz）
2′-OH				10.03 brs		
1″	105.1	4.62 d（7.7）	104.7	4.61 d（7.8）	105.1	4.64 d（7.4）
2″	75.0	3.33 m	74.6	3.29 m	75.0	3.33 m
3″	77.3	3.26 m	76.8	3.23 m	77.3	3.26 m
4″	70.8	3.17 m	70.3	3.14 m	70.8	3.17 m
5″	77.9	3.09 m	77.5	3.06 m	77.9	3.10 m
6″	62.0	3.66 m, 3.45 m	61.5	3.61 t（10.0）, 3.42 m	62.0	3.66 m, 3.46 m

化合物 5 的结构式如下：

淡黄色无定形粉末，$[\alpha]_D^{20}$ −32.0（c 0.05，MeOH），HR-ESI-MS（positive）给出准分子离子峰 m/z 637.2126 [M+H]$^+$（计算值为 637.2132，$C_{30}H_{37}O_{15}$），从而确定该化合物分子式为 $C_{30}H_{36}O_{15}$，推测其分子量为 636，计算其不饱和度为 13。在 UV 图谱（MeOH）中显示（log ε）282（4.35）nm 的特征吸收，提示可能为二氢黄酮类化合物。

对比化合物 5 与化合物 2 的 ^{1}H-NMR（600 MHz，氘代 DMSO）和 ^{13}C-NMR（150 MHz，氘代 DMSO）谱，发现非常相似，除了化合物 5 多了 2 个羰基（δ_C 173.8，171.2）、1 个 sp^3 杂化的连氧季碳（δ_C 69.8）、2 组亚甲基（δ_H 2.56，2.47，2.40，δ_C 46.8×2）和 1 个甲基（δ_H 1.19，δ_C 28.1）。HMBC 谱中，H-2‴/C-1‴，H-4‴/C-5‴，H-6‴/C-2‴，C-3‴，C-4‴之间存在远程相关，结合分子式，确定化合物 5 结构中含有 1 个 3-羟基-3-甲基戊二酸单酰基（HMG）片段的存在；H-6″/C-1‴提示 HMG 片段连接在葡萄糖的 C-6″位。通过对化合物进行酸水解衍生化结合 HPLC 分析[87]，与标准糖比对，确定葡萄糖绝对构型为 D 型。结合文献 [58，88]，化合物 5 经过酰胺化、还原和乙酰化，得到 5-O-乙酰基-1-[（S）-

苯乙基]甲酰胺,其[1]H-NMR 数据与 (3R)-5-O-乙酰基-1-[(S)-苯乙基]-甲酰胺的数据对比基本一致,确定化合物 **5** 的 HMG 片段中 C-3‴ 为 S 构型。结合文献 [85],在化合物 **5** 的 CD 谱中,289 nm 处显示负的 Cotton 效应,354 nm 处显示正的 Cotton 效应,确定化合物 **5** 的 C-2 绝对构型为 S 构型。

综上所述,确定该化合物为 (2S)-3′-羟基荬果蕨酚-7-O-[6″-O-((S)-3-羟基-3-甲基戊二酰基)]-β-D-葡萄糖苷,并结合 HSQC、HMBC 谱数据对该化合物的碳氢信号进行了归属 (表2-4)。经 SciFinder Scholar 检索,该化合物未见相关报道,表明化合物 **5** 为一个新的二氢黄酮苷类化合物,命名为 matteuinterate A。

化合物 6 的结构式如下:

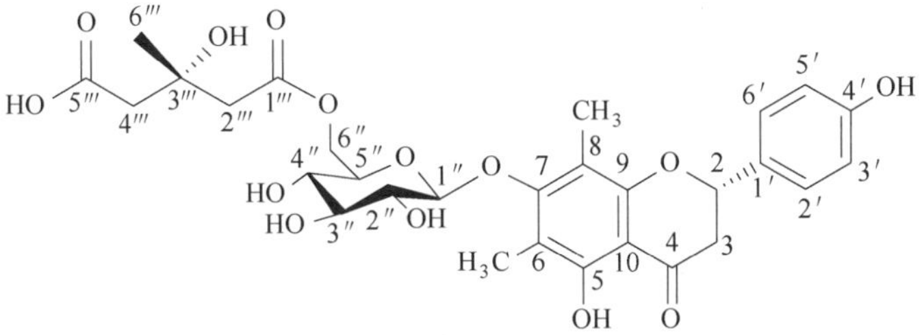

黄色无定形粉末,$[\alpha]_D^{20}$ -38.0 (c 0.05,MeOH),HR-ESI-MS (positive) 给出准分子离子峰 m/z 607.2035 [M+H]+ (计算值为 607.2027,$C_{29}H_{35}O_{14}$),从而确定该化合物分子式为 $C_{29}H_{34}O_{14}$,推测其分子量为 636,计算其不饱和度为 13。在 UV 图谱 (MeOH) 中显示 (log ε) 284 (4.26) nm 的特征吸收,提示可能为二氢黄酮类化合物。

对比化合物 **6** 与化合物 **5** 的[1]H-NMR (600 MHz,氘代 DMSO) 和[13]C-NMR (150 MHz,氘代 DMSO) 谱,发现非常相似,主要差别在于化合物 **6** 少了一个甲氧基,并且 B 环的取代模式发生了变化。化合物 **6** 的[1]H-NMR (600 MHz,氘代 DMSO) 谱中,低场区显示 δ_H 7.37 (2H,d,8.7 Hz,H-2′/H-6′) 和 6.85 (2H,d,8.7 Hz,H-3′/H-5′),提示存在典型的 AA′XX′偶合系统,确认了化合物 **6** 的 B 环为 1,4-二取代,由此确定羟基位于 C-4′位。结合文献 [85],在化合物 **6** 的 CD 谱中,288 nm 处显示负的 Cotton 效应,353 nm 处显示正的 Cotton 效应,确定化合物 **6** 的 C-2 绝对构型为 S 构型。

综合以上信息,确定该化合物为 (2S)-杜鹃素-7-O-[6″-O-((S)-3-羟基-3-甲基戊二酰基)]-β-D-葡萄糖苷,并结合 HSQC、HMBC 谱数据对该化合物的碳氢信号进行了归属（表 2-4）。经 SciFinder Scholar 检索，该化合物未见相关报道，表明化合物 **6** 为一个新的二氢黄酮苷类化合物，命名为 matteuinterate B。

化合物 7 的结构式如下：

黄色无定形粉末，$[\alpha]_D^{20} - 38.0$（c 0.05，MeOH），HR-ESI-MS（negative）给出准分子离子峰 m/z 635.1977 [M－H]$^-$（计算值为 635.1976，$C_{30}H_{35}O_{15}$），从而确定该化合物分子式为 $C_{30}H_{36}O_{15}$，推测其分子量为 636，计算其不饱和度为 13。在 UV 图谱（MeOH）中显示（$\log \varepsilon$）287（4.20）nm 的特征吸收，提示可能为二氢黄酮类化合物。

对比化合物 **7** 与已知化合物 **14** 的 ^{1}H-NMR（600 MHz，氘代 DMSO）和 ^{13}C-NMR（150 MHz，氘代 DMSO）谱，发现非常相似，差别在于 HMG 侧链与葡萄糖片段的连接位置不同。在 HMBC 谱中，可见 H-3″/C-1‴存在远程相关，确定 HMG 侧链连在化合物 **7** 的葡萄糖片段 C-3″位。结合文献 [85]，在化合物 **7** 的 CD 谱中，281 nm 处显示负的 Cotton 效应，352 nm 处显示正的 Cotton 效应，确定化合物 **7** 的 C-2 绝对构型为 S 构型。

综合以上信息，确定该化合物为（2S）-甲氧基荚果蕨素-7-O-[3″-O-((S)-3-羟基-3-甲基戊二酰)]-β-D-葡萄糖苷，并结合 HSQC、HMBC 谱数据对该化合物的碳氢信号进行了归属（表 2-4）。经 SciFinder Scholar 检索，该化合物未见相关报道，表明化合物 **7** 为一个新的二氢黄酮苷类化合物，命名为 matteuinterate C。

表 2-4 化合物 5~7 的核磁氢谱和碳谱数据

编号	5（氘代 DMSO）		6（氘代 DMSO）		7（氘代 DMSO）	
	δ_C	δ_H（J in Hz）	δ_C	δ_H（J in Hz）	δ_C	δ_H（J in Hz）
2	79.0	5.49 dd（12.4，2.6）	79.0	5.52 dd（12.7，2.7）	74.7	5.74 dd（13.0，2.9）
3	43.5	3.25 m 2.83 dd（16.7，2.6）	43.2	3.32 m 2.84 dd（17.3，2.7）	42.2	3.30 m 2.86 dd（17.0，2.9）

编号	5（氘代 DMSO）		6（氘代 DMSO）		7（氘代 DMSO）	
	δ_C	δ_H（J in Hz）	δ_C	δ_H（J in Hz）	δ_C	δ_H（J in Hz）
4	199.4		199.5		199.5	
5	158.8		158.8		158.8	
6	111.9		112.0		112.2	
7	162.0		162.0		162.0	
8	111.1		111.0		111.0	
9	158.2		158.3		158.4	
10	105.7		105.8		105.7	
1′	132.3		130.0		126.6	
2′	114.8	7.05 brs	129.0	7.37 d（8.7）	148.8	
3′	147.8		116.2	6.85 d（8.7）	117.1	6.85 m
4′	148.8		158.6		115.1	6.84 m
5′	113.0	6.96 d（8.3）	116.2	6.85 d（8.7）	153.1	
6′	118.1	6.89 dd（8.3, 1.3）	129.0	7.37 d（8.7）	113.2	7.08 d（2.5）
6-CH$_3$	9.5	2.09 s	9.5	2.09 s	9.6	2.14 s
8-CH$_3$	10.1	2.06 s	10.1	2.05 s	10.1	2.13 s
4′-OCH$_3$	56.6	3.81 s				
4′-OH				9.64 brs		
5-OH		12.13 brs		12.15 brs		12.14 brs
2′-OH						9.40 brs
5′-OCH$_3$					56.3	3.74 s
1″	104.9	4.67（1H, d, 7.4）	104.9	4.66 d（7.6）	104.6	4.79 d（7.7）
2″	74.8	3.35 m	74.8	3.34 m	72.9	3.52 m
3″	76.9	3.30 m	76.9	3.28 m	78.2	4.90 t（9.9）
4″	70.8	3.22 m	70.7	3.24 m	68.6	3.38 m
5″	74.5	3.34 m	74.5	3.35 m	77.5	3.25 m
6″	64.0	4.23 d（9.9） 4.07 m	63.9	4.25 d（10.3） 4.07 m	61.6	3.66 m, 3.48 m
1‴	171.2		171.2		171.0	

编号	5 (氘代 DMSO)		6 (氘代 DMSO)		7 (氘代 DMSO)	
	δ_C	δ_H (J in Hz)	δ_C	δ_H (J in Hz)	δ_C	δ_H (J in Hz)
2‴	46.8	2.56 overlapped 2.47 d (13.6)	46.5	2.63 d (14.4) 2.49 d (14.4)	47.3	2.72 d (13.6) 2.58 d (13.6)
3‴	69.8		69.8		70.2	
4‴	46.8	2.40 s	46.4	2.44 m	46.3	2.47 m
5‴	173.8		173.5		174.0	
6‴	28.1	1.19 s	28.1	1.21 s	28.5	1.33 s

注: overlapped 为当前化学位移值下氢谱峰发生重叠。

化合物 8 的结构式如下:

淡黄色无定形粉末, $[\alpha]_D^{20}$ -75.0 (c 0.1, MeOH), HR-ESI-MS (positive) 给出准分子离子峰 m/z 621.2183 [M+H]⁺ (计算值为 621.2183, $C_{30}H_{37}O_{14}$), 从而确定该化合物分子式为 $C_{30}H_{36}O_{14}$, 推测其分子量为 620, 计算其不饱和度为 13。在 UV 图谱 (MeOH) 中显示 (log ε) 281 (3.86) nm 的特征吸收, 提示可能为二氢黄酮类化合物。

对比化合物 8 与化合物 6 的 ¹H-NMR (600 MHz, 氘代 DMSO) 和 ¹³C-NMR (150 MHz, 氘代 DMSO) 谱, 发现非常相似, 差别在于化合物 8 多了一个甲氧基 (δ_H 3.58, δ_C 52.0)。在 HMBC 谱中, 可见 δ_H 3.58/C-5‴ 存在远程相关, 确定化合物 8 为化合物 6 的 HMG 侧链甲酯化的衍生物。为确定化合物 8 的 HMG 侧链手型碳的绝对构型, 采用前述文献方法[58,88], 但由于化合物 8 的 C-5‴ 羧基甲酯化, 未能得到的相应的衍生化产物, 结合生源, 推测化合物 8 的 C-3‴ 位绝对构型为 S 型。结合文献 [85], 在化合物 8 的 CD 谱中, 279 nm 处显示正的 Cotton 效应, 321 nm 处显示负的 Cotton 效应, 确定化合物 8 的 C-2 绝对构型为 R 构型。

综合以上信息，确定该化合物为（2R)-杜鹃素-7-O-[6″-O-((S)-3-羟基-3-甲基戊二酰甲基)]-β-D-葡萄糖苷，并结合 HSQC、HMBC 谱数据对该化合物的碳氢信号进行了归属（表 2-5）。经 SciFinder Scholar 检索，该化合物未见相关报道，表明化合物 8 为 1 个新的二氢黄酮苷类化合物，命名为 matteuinterate D。

化合物 9 的结构式如下：

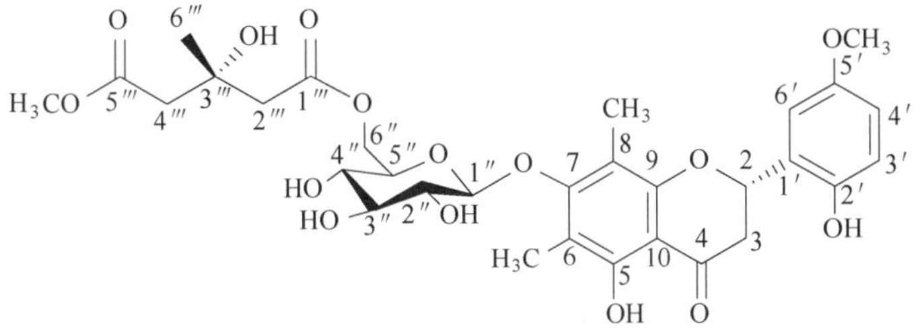

黄色无定形粉末，$[\alpha]_D^{20}$ -98.0（c 0.1，MeOH），HR-ESI-MS（positive）给出准分子离子峰 m/z 651.2283 [M+H]$^+$（计算值为 651.2289，$C_{31}H_{39}O_{15}$），从而确定该化合物分子式为 $C_{31}H_{38}O_{15}$，推测其分子量为 650，计算其不饱和度为 13。在 UV 图谱（MeOH）中显示（log ε）285（4.03）nm 的特征吸收，提示可能为二氢黄酮类化合物。

对比化合物 9 与化合物 14 的 ^{1}H-NMR（600 MHz，氘代 DMSO）和 ^{13}C-NMR（150 MHz，氘代 DMSO）谱，发现非常相似，差别在于化合物 9 多了一个甲氧基（δ_H 3.58，δ_C 52.0）。在 HMBC 谱中，可见 δ_H 3.58/C-5‴存在远程相关，确定化合物 9 为化合物 14 的 HMG 侧链甲酯化衍生物。结合生源，推测化合物 9 的 HMG 侧链的绝对构型为 S 型。结合文献 [85]，化合物 9 的 CD 谱中，284 nm 处显示负的 Cotton 效应，363 nm 处显示正的 Cotton 效应，确定化合物 9 的 C-2 绝对构型为 S 构型。

综合以上信息，确定该化合物为（2S)-甲氧基荚果蕨素-7-O-[6″-O-((S)-3-羟基-3-甲基戊二酰甲基)]-β-D-吡喃葡萄糖苷，并结合 HSQC、HMBC 谱数据对该化合物的碳氢信号进行了归属（表 2-5）。经 SciFinder Scholar 检索，该化合物未见相关报道，表明化合物 9 为 1 个新的二氢黄酮苷类化合物，命名为 matteuinterate E。

化合物 10 的结构式如下：

棕色无定形粉末，$[\alpha]_D^{20}$ -108.0（c 0.1，MeOH），HR-ESI-MS（positive）给出准分子离子峰 m/z 799.2668 $[M+H]^+$（计算值为 799.2661，$C_{36}H_{47}O_{20}$），从而确定该化合物分子式为 $C_{36}H_{46}O_{20}$，推测其分子量为 798，计算其不饱和度为 14。在 UV 图谱（MeOH）中显示（log ε）282（4.09）nm、359（3.56）nm 的特征吸收，提示可能为二氢黄酮类化合物。

由于化合物 **10** 和已知化合物 **15** 的 ^{1}H-NMR（600 MHz，氘代 DMSO）和 ^{13}C-NMR（150 MHz，氘代 DMSO）图谱数据比较相似，仅发现化合物 **10** 中多了一组 β-D-葡萄糖的信号。HMBC 谱中，可见 H-1′′′′/C-2′ 存在远程相关，推出 D-葡萄糖连在 2′ 位。结合文献［85］，在化合物 **10** 的 CD 谱中，288 nm 处显示负的 Cotton 效应，359 nm 处显示正的 Cotton 效应，确定化合物 **10** 的 C-2 位具有 S 构型。

综合以上信息，确定该化合物为（2S）-2′-羟基紫花杜鹃甲素-7-O-［6″-O-（（S）-3-羟基-3-甲基戊二酰）]-β-D-吡喃葡萄糖-2′-O-β-D-吡喃葡萄糖苷，并结合 HSQC、HMBC 谱数据对该化合物的碳氢信号进行了归属（表 2-5）。经 SciFinder Scholar 检索，该化合物未见相关报道，表明化合物 **10** 为 1 个新的二氢黄酮苷类化合物，命名为 matteuinterate F。

表 2-5 化合物 8~10 的核磁氢谱和碳谱数据

编号	8（氘代 DMSO）		9（氘代 DMSO）		10（氘代 DMSO）	
	δ_C	δ_H（J in Hz）	δ_C	δ_H（J in Hz）	δ_C	δ_H（J in Hz）
2	79.1	5.52 dd（12.6，3.2）	74.8	5.72 dd（13.1，2.7）	74.4	5.93 dd（13.3，2.6）
3	43.2	3.34 m 2.84 dd（17.0，3.2）	42.3	3.25 m 2.8 dd（17.0，2.7）	43.4	3.11 dd（16.9，13.3） 2.77 dd（16.9，2.6）

编号	8（氘代 DMSO）		9（氘代 DMSO）		10（氘代 DMSO）	
	δ_C	δ_H （J in Hz）	δ_C	δ_H （J in Hz）	δ_C	δ_H （J in Hz）
4	199.6		199.4		199.6	
5	158.9		158.8		158.8	
6	112.0		112.1		112.1	
7	162.0		162.0		162.0	
8	111.0		110.9		111.0	
9	158.3		158.4		158.6	
10	105.8		105.7		105.8	
1′	130.0		126.6		121.5	
2′	129.0	7.37 d（8.5）	148.8		155.7	
3′	116.1	6.85 d（8.5）	117.0	6.85 d（8.8）	102.8	6.84 d（2.4）
4′	158.6		115.1	6.83 dd（8.8, 2.5）	161.1	
5′	116.1	6.85 d（8.5）	153.1		108.6	6.75 dd（8.7, 2.4）
6′	129.0	7.37 d（8.5）	113.1	7.08 d（2.5）	127.7	7.54 d（8.7）
6-CH₃	9.5	2.08 s	9.6	2.094 s	9.6	2.10 s
8-CH₃	10.1	2.05 s	10.0	2.091 s	10.1	2.09 s
4′-OCH₃			56.3	3.73 s	56.1	3.80 s
5-OH		12.15 brs				12.18 brs
1″	104.9	4.65 d（7.5）	104.9	4.68 d（7.7）	104.9	4.66 d（7.8）
2″	74.8	3.35 m	74.7	3.34 m	74.8	3.35 m
3″	76.9	3.29 m	76.9	3.30 m	76.9	3.30 m
4″	70.7	3.22 m	70.7	3.23 m	70.8	3.22 m
5″	74.5	3.33 m	74.5	3.37 m	74.5	3.38 m
6″	64.0	4.26 dd（11.8, 2.0） 4.07 dd（11.8, 6.1）	64.0	4.28 brd（10.5） 4.07 m	64.1	4.26 brd（10.4） 4.06 dd（11.8, 6.4）
1‴	171.1		171.1		171.3	
2‴	46.5	2.64 d（14.0） 2.48 d（14.0）	46.6	2.65 d（14.0） 2.49 d（14.0）	46.6	2.59 d（14.0） 2.49 d（14.0）
3‴	69.9		69.8		69.8	
4‴	46.0	2.56 d（2.1）	46.0	2.55 overlapped	46.8	2.41 brs

编号	8（氘代 DMSO）		9（氘代 DMSO）		10（氘代 DMSO）	
	δ_C	δ_H (J in Hz)	δ_C	δ_H (J in Hz)	δ_C	δ_H (J in Hz)
5‴	171.8		171.8		174.4	
6‴	28.2	1.22 s	28.1	1.21 s	28.2	1.21 s
5‴-OCH₃	52.0	3.58 s	52.0	3.58 s		
1⁗					102.6	4.80 d (7.2)
2⁗					74.1	3.26 m
3⁗					77.2	3.28 m
4⁗					70.9	3.16 m
5⁗					78.2	3.40 m
6⁗					61.8	3.78 m, 3.48 m

注：overlapped 为当前化学位移值下氢谱峰发生重叠。

化合物 50 的结构式如下：

棕色无定形粉末，$[\alpha]_D^{20} -116.0$（c 0.05，MeOH），HR-ESI-MS（positive）给出准分子离子峰 m/z 513.1616 [M+H]⁺（计算值为 513.1608，$C_{23}H_{29}O_{13}$），从而确定该化合物分子式为 $C_{23}H_{28}O_{13}$，推测其分子量为 512，计算其不饱和度为 10。IR 谱中（KBr）ν_{max} 3397 cm⁻¹ 为羟基的特征吸收峰，1649 cm⁻¹ 为羰基特征吸收峰。在 UV 图谱（MeOH）中显示 λ_{max}（log ε）240（4.07）nm、262（4.25）nm、336（3.55）nm 的特征吸收，提示为色原酮类化合物[89]。

由于化合物 **50** 与化合物 **52** 的 ¹H-NMR（600 MHz，氘代甲醇）和 ¹³C-NMR（150 MHz，氘代甲醇）图谱数据比较相似，除了在化合物 **50** 的 ¹H-NMR 谱高场区显示 δ_H 2.61/2.56（each 1H，d，14.3 Hz，H-2″），2.53/2.49（each 1H，d，15.3 Hz，H-4″）和 1.23（3H，s，H-6″）信号，在 ¹³C-NMR 谱中显示 δ_C 173.1（C-1″）、47.3（C-2″）、71.4（C-3″）、46.9（C-4″）、176.6（C-5″）和 28.4（C-

6″) 信号，提示结构中含有一个 HMG 片段。在 HMBC 谱中，H-6′/C-1″存在远程相关，确定 HMG 片段连在 C-6′位。通过对化合物进行酸水解衍生化结合 HPLC 分析[87]，与标准糖比对，确定葡萄糖的绝对构型为 D 型。化合物 50 的 HMG 侧链的手性碳的绝对构型，采用前述文献方法[58,88]（包括酰胺化、还原和乙酰化）确定为 S 型。

综合以上信息，确定该化合物为毛枝蕨醇 7-O-[6′-O-((S)-3-羟基-3-甲基戊二酰基)]-β-D-葡萄糖苷，并结合 HSQC、HMBC 谱数据对该化合物的碳氢信号进行了归属（表 2-6）。经 SciFinder Scholar 检索，表明化合物 50 为首次报道的含有 HMG 侧链的色原酮苷类化合物，命名为 matteuinterin B。

化合物 53 的结构式如下：

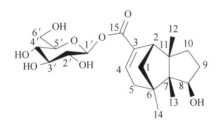

白色无定形粉末，$[\alpha]_D^{20}$+4.0（c 0.1，MeOH），HR-ESI-MS（positive）给出准分子离子峰 m/z 413.2179 [M+H]$^+$（计算值为 413.2175，$C_{21}H_{33}O_8$），从而确定该化合物分子式为 $C_{21}H_{32}O_8$，推测其分子量为 412，计算其不饱和度为 6。IR 谱中（KBr）ν_{max} 3392 cm^{-1} 为羟基的特征吸收峰，在 UV 图谱（MeOH）中显示（log ε）230（3.69）nm 的特征吸收。

在 ^{1}H-NMR(600 MHz，氘代甲醇) 谱中，显示出一个孤立的烯氢信号 δ_H 7.10（1H，t，3.4 Hz，H-4），三个甲基氢信号 δ_H 1.04（3H，s，H-14）、0.91（3H，s，H-13）和 1.15（3H，s，H-12），四组亚甲基氢信号 δ_H 1.76（2H，m，H-9）、1.18（1H，m，H-10）、1.55（1H，m，H-10）、2.12（1H，dd，J=11.3 Hz，4.0 Hz，H-1a）、1.46（1H，d，J=11.3 Hz，H-1b）、2.54（1H，dd，J=20.8 Hz，3.4 Hz，H-5β）、2.25（1H，dd，J=20.8 Hz，3.4 Hz，H-5α），两个次甲基氢信号 δ_H 3.86（1H，m，H-8）、2.51（1H，d，J=4.0 Hz，H-2）。此外，在 δ_H 5.53（1H，d，J=8.0 Hz，H-1′）处为葡萄糖的端基氢信号，在化学位移 δ_H 3.38~3.85 之间显示为糖上其余氢信号。^{13}C-NMR(150 MHz，氘代甲醇) 谱中结合 DEPT135 谱中，除糖上碳信号外，共显示出 15 个碳信号，结合 ^{1}H-NMR（600 MHz，氘代

甲醇）谱数据，提示化合物 **53** 的苷元为已知化合物 3-gymnomitren-15-ol 的类似物[90]，主要差别在于化合物 **53** 的苷元中少了两个亚甲基，多了一个酯羰基（δ_C 167.9）和一个连氧次甲基（δ_C 78.6）。在 HMBC 谱中，可见 H-8/C-6、C-9、C-13、H-2/C-15 和 H-4/C-15 存在远程相关，进一步确定了化合物 **53** 的母核结构。此外，在 HMBC 谱中，H-1′/C-15 存在远程相关，确定葡萄糖连在母核的 15 位。最后，结合 IR 谱和分子式，推测出 C-8 连一个羟基基团。

在 NOESY 谱中，可见 H-1a/H-12、H-1a/H-13、H-12/H-13、H-13/H-14、H-14/H-5α 和 H-5β/H-8 相关，推出该化合物的相对构型为 rel-(2S, 6R, 7R, 8R, 11S)。

综合以上信息，确定该化合物为 rel-(2S, 6R, 7R, 8R, 11S)-3-gymnomitren-8α-ol 15-β-D-glycopyranosyl ester，并结合 HSQC、HMBC 谱数据对该化合物的碳氢信号进行了归属（表 2-6）。经 SciFinder Scholar 检索，表明化合物 **53** 为首次从蕨类植物中报道的 gymnomitren 倍半萜苷类化合物，命名为 matteuinterin A。

化合物 84 的结构式如下：

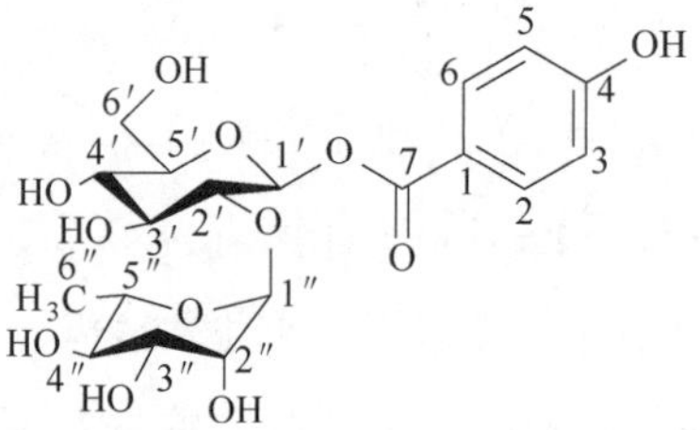

棕色无定形粉末，$[\alpha]_D^{20}$ -63.0（c 0.1，MeOH），HR-ESI-MS（positive）给出准分子离子峰 m/z 469.1317 [M+Na]+（计算值为 469.1322，$C_{19}H_{26}O_{12}Na$），从而确定该化合物分子式为 $C_{19}H_{26}O_{12}$，推测其分子量为 446，计算其不饱和度为 7。IR 谱中（KBr）ν_{max} 3384 cm^{-1} 为羟基的特征吸收峰，1631 cm^{-1} 为羰基特征吸收峰。

通过对化合物 **84** 进行酸水解衍生化结合 HPLC 分析[87]，与标准糖比对，确定结构中连有 D-葡萄糖和 L-鼠李糖片段。根据 ^{1}H-NMR 谱中端基质子信号 δ_H 5.82（1H, d, 8.0 Hz, H-1′）的偶合常数，推测葡萄糖的相对构型为 β 构型；通过计算鼠李糖端基碳氢偶合常数为 -.7 Hz（$J_{C1''-H1'''}$），确定鼠李糖的相对构型为 α 构型。综合分析化合物 **84** 的 ^{1}H-NMR（600 MHz，氘代甲醇）和 ^{13}C-NMR

（150 MHz，氘代甲醇）谱，发现与已知化合物 *p*-羟基 benzoic acid *β*-D-glycopyranosyl ester[91]非常相似，除了在结构中多了一个鼠李糖片段。在 HMBC 谱中，H-1″/C-2′存在远程相关，推出鼠李糖连接在葡萄糖的 C-2′位。

综合以上信息，确定该化合物为对羟基苯甲酸酯 7-*O*-[*α*-L-鼠李糖基-(1→2)]-*β*-D-葡萄糖苷，并结合 HSQC、HMBC 谱数据对该化合物的碳氢信号进行了归属（表2-6）。经 SciFinder Scholar 检索，该化合物未见相关报道，表明化合物 **84** 为 1 个新酚苷类化合物，命名为 matteuinterin C。

表 2-6　化合物 50、53 和 84 的核磁氢谱和碳谱数据

编号	**50**（氘代甲醇）		**53**（氘代甲醇）		**84**（氘代甲醇）	
	δ_C	δ_H（J in Hz）	δ_C	δ_H（J in Hz）	δ_C	δ_H（J in Hz）
1			44.6	a 2.12 dd（11.3, 4.0） b 1.46 d（11.3）	122.3	
2	160.0	8.17 d（5.9）	46.9	2.51 d（4.0）	134.4	7.97 d（8.8）
3	112.5	6.31 d（5.9）	138.6		117.1	6.87 d（8.8）
4	185.0		142.9	7.10 t（3.4）	165.0	
5	158.8		43.4	*β* 2.54 dd （20.8, 3.4） *α* 2.25 dd （20.8, 3.4）	117.1	6.87 d（8.8）
6	117.3		44.8		134.4	7.97 d（8.8）
7	161.2		58.8		167.4	
8	112.9		78.6	3.86 m		
9	155.5		36.7	1.76 m		
10	110.6		34.2	1.55 m, 1.18 m		
11			62.0			
12			28.4	1.15 s		
13			16.6	0.91 s		
14			25.8	1.04 s		
15			167.9			
6-CH$_3$	10.3	2.25 s				
8-CH$_3$	10.5	2.35 s				
1′	106.5	4.78 d（7.9）	96.8	5.53 d（8.0）	95.3	5.82 d（8.0）

编号	50（氘代甲醇）		53（氘代甲醇）		84（氘代甲醇）	
	δ_C	δ_H (J in Hz)	δ_C	δ_H (J in Hz)	δ_C	δ_H (J in Hz)
2′	76.5	3.60 dd (9.0, 7.7)	74.9	3.43 m	80.9	3.70 t (8.0)
3′	78.5	3.48 t (8.6)	79.0	3.46 m	79.9	3.61 m
4′	72.5	3.41 m	72.0	3.38 m	72.0	3.44 d (5.5)
5′	76.4	3.40 m	79.7	3.41 m	79.6	3.45 d (1.7)
6′	65.3	4.36 dd (12.1, 1.6) 4.23 dd (12.1, 5.7)	63.2	3.85 m 3.70 dd (12.0, 4.7)	63.1	3.87 (1H, dd, 12.1, 1.3) 3.73 m
1″	173.1				103.9	5.23 d (1.7)
2″	47.3	2.61 d (14.3) 2.56 d (14.3)			73.1	3.97 dd (3.1, 1.7)
3″	71.4				72.8	3.59 m
4″	46.9	2.53 d (15.3) 2.49 d (15.3)			74.7	3.30 t (9.5)
5″	176.6				71.1	3.57 m
6″	28.4	1.23 s			19.0	1.00 d (6.2)

2.2.2 已知化合物鉴定数据

化合物 11 matteuorienate B[60]：淡黄色无定形粉末；$[\alpha]_D^{20}$ -36.0 (c 0.05, MeOH)，CD (c 0.85×10^{-3} mol/L，MeOH) λ_{max} ($\Delta\varepsilon$) 216 (+21.37) nm，284 (-11.96) nm，351 (+4.15) nm；分子式 $C_{29}H_{34}O_{13}$，ESI-MS (positive) m/z 613.2 [M+Na]$^+$，ESI-MS (negative) m/z 588.9 [M-H]$^-$。^{1}H-NMR(600 MHz，氘代 DMSO) 和^{13}C-NMR(150 MHz，氘代 DMSO) 数据见表2-7。

化合物 12 matteuorienate K[58]：黄绿色无定形粉末；$[\alpha]_D^{20}$ -82.0 (c 0.1, MeOH)，CD (c 0.83×10^{-3} mol/L，MeOH) λ_{max} ($\Delta\varepsilon$) 219 (+29.51) nm，276 (-20.33) nm，349 (+4.88) nm；分子式 $C_{29}H_{34}O_{14}$，HR-ESI-MS m/z 607.2031 [M+H]$^+$ ($C_{29}H_{35}O_{14}$理论值为 607.2027)。^{1}H-NMR(600 MHz，氘代 DMSO) 和^{13}C-NMR(150 MHz，氘代 DMSO) 数据见表2-7。

化合物 13 matteuorienate A[60]：黄色无定形粉末；$[\alpha]_D^{20}$ -42.0 (c 0.05,

MeOH）， CD（ c 0.81×10^{-3} mol/L， MeOH） λ_{max}（ $\Delta\varepsilon$ ）212（ +42.46 ） nm， 286
（ -19.21 ） nm， 354（ +5.99 ）nm； 分子式 $C_{30}H_{36}O_{14}$， ESI-MS（ positive ） m/z 643.0
［ M+Na ］$^+$， ESI-MS（ negative ） m/z 618.9 ［ M-H ］$^-$。^{1}H-NMR（ 600 MHz， 氘代
DMSO ）和^{13}C-NMR（150 MHz， 氘代 DMSO ）数据见表2-7。

表 2-7 化合物 11~13 的核磁氢谱和碳谱数据

编号	11 （氘代 DMSO）		12 （氘代 DMSO）		13 （氘代 DMSO）	
	δ_C	δ_H（ J in Hz）	δ_C	δ_H（ J in Hz）	δ_C	δ_H（ J in Hz）
2	79.0	5.67 dd (12.3, 3.3)	74.9	5.76 dd (12.9, 2.5)	77.9	5.55 dd (12.4, 2.9)
3	43.3	3.24 m 2.95 dd (17.1, 3.3)	42.4	3.24 m 2.87 dd (17.2, 2.5)	42.3	3.27 dd (17.0, 12.4) 2.85 dd (17.0, 2.9)
4	199.1		199.5		198.4	
5	158.8		158.9		157.3	
6	112.1		112.0		110.1	
7	162.1		162.0		161.1	
8	111.1		111.1		111.1	
9	158.1		158.6		157.9	
10	105.8		105.7		104.8	
1'	139.8		126.0		130.8	
2'	129.5	7.58 d (7.4)	155.2		127.9	7.47 d (8.6)
3'	127.3	7.48 d (7.4)	116.4	6.94 d (7.8)	113.9	7.00 d (8.6)
4'	129.3	7.42 d (7.4)	130.2	7.23 t (7.8)	159.4	
5'	127.3	7.48 d (7.4)	120.1	6.93 d (7.8)	113.9	7.00 d (8.6)
6'	129.5	7.58 d (7.4)	127.6	7.52 d (7.3)	127.9	7.47 d (8.6)
6-CH$_3$	9.5	2.09 s	9.6	2.10 s	9.1	2.03 s
8-CH$_3$	10.1	2.08 s	10.1	2.08 s	8.6	2.06 s
5-OH		12.15 s				12.11 s
4'-OCH$_3$					55.1	3.78 s
1"	104.9	4.66 d (7.7)	105.0	4.67 d (7.3)	104.0	4.63 d (7.7)
2"	74.8		74.8	3.36 m	73.9	
3"	76.9	3.29~3.35 m	77.0	3.29 m	76.0	3.24~3.33 m
4"	70.7		70.8	3.23 m	69.8	

编号	11 （氘代DMSO）		12 （氘代DMSO）		13 （氘代DMSO）	
	δ_C	δ_H （J in Hz）	δ_C	δ_H （J in Hz）	δ_C	δ_H （J in Hz）
5″	74.5		74.5	3.37 m	73.5	
6″	63.8	4.24 brd （11.9） 4.06 dd （11.9, 5.9）	64.0	4.26 d （10.5） 4.08 dd （11.8, 6.2）	63.0	4.22 dd （11.8, 2.0） 4.04 dd （11.8, 6.1）
1‴	171.3		171.3		170.0	
2‴	46.9	2.55 overlapped 2.45 d （13.6）	46.6	2.61 d （14.0） 2.50 d （14.0）	45.5	2.61 d （14.0） 2.47 d （14.0）
3‴	69.8		69.8		68.8	
4‴	46.9	2.39 d （14.5） 2.33 d （14.5）	46.5	2.45 overlapped	45.4	2.44 s
5‴	174.5		173.5		172.4	
6‴	28.4	1.18 s	28.2	1.21 s	27.2	1.19 s

注：overlapped为当前化学位移值下氢谱峰发生重叠。

化合物 14 matteuorienate J[58]：黄色无定形粉末；$[\alpha]_D^{20}$ −94.0（c 0.05，MeOH），CD（c 0.79×10^{-3} mol/L，MeOH）λ_{max}（$\Delta\varepsilon$）218（+12.37）nm，282（−26.82）nm，357（+4.81）nm；分子式 $C_{30}H_{36}O_{15}$，HR-ESI-MS m/z 637.2133 [M+H]$^+$（$C_{30}H_{37}O_{15}$理论值为637.2132）。^{1}H-NMR（600 MHz，氘代DMSO）和^{13}C-NMR（150 MHz，氘代DMSO）数据见表2-8。

化合物 15 matteuorienate H[58]：黄色无定形粉末；$[\alpha]_D^{20}$ −24.0（c 0.05，MeOH），CD（c 0.79×10^{-3} mol/L，MeOH）λ_{max}（$\Delta\varepsilon$）218（+4.43）nm，290（−2.78）nm，356（+1.37）nm；分子式 $C_{30}H_{36}O_{15}$，HR-ESI-MS m/z 637.2130 [M+H]$^+$（$C_{30}H_{37}O_{15}$理论值为637.2132）。^{1}H-NMR（600 MHz，氘代DMSO）和^{13}C-NMR（150 MHz，氘代DMSO）数据见表2-8。

化合物 16 matteuorienate I[58]：黄色无定形粉末；$[\alpha]_D^{20}$ +22.0（c 0.05，MeOH），CD（c 0.79×10^{-3} mol/L，MeOH）λ_{max}（$\Delta\varepsilon$）227（−3.89）nm，287（+3.30）nm；分子式 $C_{30}H_{36}O_{15}$，HR-ESI-MS m/z 635.1972 [M−H]$^-$（$C_{30}H_{35}O_{15}$理论值为635.1976）。^{1}H-NMR（600 MHz，氘代DMSO）和^{13}C-NMR（150 MHz，氘代DMSO）数据见表2-8。

表 2-8 化合物 14~16 的核磁氢谱和碳谱数据

编号	14（氘代 DMSO）		15（氘代 DMSO）		16（氘代 DMSO）	
	δ_C	δ_H（J in Hz）	δ_C	δ_H（J in Hz）	δ_C	δ_H（J in Hz）
2	74.9	5.72 dd（13.2, 2.7）	74.9	5.69 dd（13.4, 2.4）	74.5	5.70 overlapped
3	42.3	3.30 m 2.86 dd（17.0, 2.7）	42.3	3.35 m 2.77 dd（17.0, 2.4）	42.1	3.37 m 2.74 overlapped
4	199.5		199.9		200.0	
5	158.8		158.8		158.8	
6	111.0		111.9		105.7	
7	162.0		162.0		162.0	
8	112.1		110.9		111.7	
9	158.5		158.8		158.8	
10	105.7		105.7		105.2	
1′	126.6		118.3		118.3	
2′	148.8		157.1		157.5	
3′	117.1	6.85 d（9.1）	102.4	6.49 brs	102.5	6.51 brs
4′	115.2	6.83 dd（9.1, 2.6）	161.3		161.3	
5′	153.1		105.4	6.51 d（8.4）	104.9	6.48 d（8.5）
6′	113.1	7.08 d（2.6）	129.0	7.37 brd（8.4）	128.8	7.37 d（8.5）
6-CH₃	9.6	2.10 s	9.5	2.09 s	9.5	2.10 s
8-CH₃	10.0	2.09 s	10.0	2.05 s	10.1	2.03 s
4′-OCH₃	56.3	3.73 s	55.9	3.75 s	55.9	3.75 s
1″	104.9	4.68 d（7.9）	104.9	4.65 d（7.9）	104.9	4.67 d（7.6）
2″	74.8		74.7	3.34 m	74.8	3.40 m
3″	76.9	3.34~3.38 m	77.0	3.29 m	76.9	3.29 m
4″	70.7		70.9	3.22 m	70.9	3.21 m
5″	74.5		74.6	3.34 m	74.5	3.35 m
6″	63.9	4.26 d（10.1） 4.07 m	63.9	4.27 d（11.0） 4.03 m	63.9	4.25 d（11.4） 4.03 m
1‴	171.2		171.3		171.3	
2‴	46.4	2.62 d（14.0） 2.49 d（14.0）	47.1	2.46 d（13.7） 2.41 d（13.7）	47.0	2.39 s

续表2-8

编号	14 (氘代 DMSO)		15 (氘代 DMSO)		16 (氘代 DMSO)	
	δ_C	δ_H (J in Hz)	δ_C	δ_H (J in Hz)	δ_C	δ_H (J in Hz)
3‴	69.8		69.8		69.8	
4‴	46.6	2.44 overlapped	47.4	2.31 d (13.7) 2.22 d (13.7)	47.8	2.28 d (13.7) 2.18 d (13.7)
5‴	173.8		175.9		176.1	
6‴	28.1	1.21 s	28.4	1.15 s	28.5	1.13 s

注：overlapped 为当前化学位移值下氢谱峰发生重叠。

化合物 17 matteuorienate D[58]：黄色无定形粉末；$[\alpha]_D^{20}-30.0$（c 0.05，MeOH），CD（c 0.81×10⁻³ mol/L，MeOH）λ_{max}（$\Delta\varepsilon$）214（+46.20）nm，286（-34.45）nm，353（+7.93）nm；分子式 $C_{30}H_{36}O_{14}$，HR-ESI-MS m/z 619.2026 [M−H]⁻（$C_{30}H_{35}O_{14}$ 理论值为 619.2027）。¹H-NMR（600 MHz，氘代 DMSO）和 ¹³C-NMR（150 MHz，氘代 DMSO）数据见表2-9。

化合物 18 matteuorienate F[58]：淡黄色无定形粉末；$[\alpha]_D^{20}+73.0$（c 0.2，MeOH），CD（c 0.81×10⁻³ mol/L，MeOH）λ_{max}（$\Delta\varepsilon$）214（+16.33）nm，286（-49.78）nm，353（+11.98）nm；分子式 $C_{30}H_{36}O_{14}$，HR-ESI-MS m/z 619.2040 [M−H]⁻（$C_{30}H_{35}O_{14}$ 理论值为 619.2027）。¹H-NMR（600 MHz，氘代 DMSO）和 ¹³C-NMR（150 MHz，氘代 DMSO）数据见表2-9。

表2-9 化合物 17、18 的核磁氢谱和碳谱数据

编号	17 (氘代 DMSO)		18 (氘代 DMSO)	
	δ_C	δ_H (J in Hz)	δ_C	δ_H (J in Hz)
2	78.8	5.60 dd (12.5, 2.8)	78.8	5.61 dd (12.5, 2.7)
3	43.1	3.36 m, 2.90 dd (16.9, 2.8)	43.1	3.36 m 2.90 dd (17.4, 2.7)
4	199.4		199.4	
5	158.8		158.8	
6	112.1		112.2	
7	162.1		162.0	
8	111.1		111.1	
9	158.2		158.2	

编号	17（氘代DMSO）		18（氘代DMSO）	
	δ_C	δ_H （J in Hz）	δ_C	δ_H （J in Hz）
10	105.8		105.9	
1'	131.7		131.7	
2'	128.9	7.50 d （8.9）	128.9	7.50 d （8.6）
3'	114.9	7.03 d （8.9）	114.9	7.03 d （8.6）
4'	160.3		160.3	
5'	114.9	7.03 d （8.9）	114.9	7.03 d （8.6）
6'	128.9	7.50 d （8.9）	128.9	7.50 d （8.6）
6-CH$_3$	9.6	2.13 s	9.6	2.13 s
8-CH$_3$	10.2	2.11 s	10.2	2.11 s
5-OH		12.16 s		12.11 s
4'-OCH$_3$	56.1	3.81 s	56.1	3.81 s
1″	104.8	4.73 d （7.6）	104.6	4.77 d （7.6）
2″	75.0	3.52 m	72.9	3.51 m
3″	74.5	4.92 m	78.1	4.92 m
4″	72.2	4.66 t （9.3）	68.6	3.40 m
5″	75.3	3.38 m	77.5	3.51 m
6″	61.7	3.46 m, 3.33 m	61.5	3.64 d （10.9）, 3.48 m
1‴	170.8		170.9	
2‴	46.7	2.68 d （13.9） 2.59 d （13.9）	47.2	2.75 d （13.9） 2.62 d （13.9）
3‴	70.1		70.2	
4‴	46.8	2.49 d （15.0）	46.2	2.54 overlapped
5‴	173.7		173.7	
6‴	28.1	1.32 s	28.3	1.35 s

注：overlapped为当前化学位移值下氢谱峰发生重叠。

化合物19 （2S)-去甲氧基莢果蕨酚[92]：黄色无定形粉末；$[\alpha]_D^{20}$ -180.0 （c 0.05，MeOH），CD （c 1.76×10^{-3} mol/L，MeOH）λ_{max}（$\Delta\varepsilon$）221（+46.10）nm，291（-56.96）nm，342（+8.27）nm；分子式 C$_{17}$H$_{16}$O$_4$，ESI-MS （positive）m/z 307.4 ［M+Na］$^+$，ESI-MS （negative）m/z 283.1 ［M-H］$^-$。^{1}H-NMR（600 MHz，

氘代 DMSO）和 ^{13}C-NMR（150 MHz，氘代 DMSO）数据见表 2-10。

化合物 20 杜鹃素[93]：黄色无定形粉末；$[\alpha]_D^{20}$ -94.0（c 0.1，MeOH），CD（c 1.67×10^{-3} mol/L，MeOH）$\lambda_{max}(\Delta\varepsilon)$ 223（+6.76）nm，291（-74.61）nm，351（+1.58）nm；分子式 C$_{17}$H$_{16}$O$_5$，ESI-MS（positive）m/z 301.0［M+H］$^+$，ESI-MS（negative）m/z 298.7［M-H］$^-$。^{1}H-NMR（600 MHz，氘代甲醇）和^{13}C-NMR（150 MHz，氘代甲醇）数据见表 2-10。

化合物 21 荚果蕨酚[94]：黄色无定形粉末；$[\alpha]_D^{20}$ -156.0（c 0.05，MeOH），CD（c 1.59×10^{-3} mol/L，MeOH）$\lambda_{max}(\Delta\varepsilon)$ 215（+21.24）nm，292（-18.06）nm，341（+3.76）nm；分子式 C$_{18}$H$_{18}$O$_5$，HR-ESI-MS m/z 315.1240［M+H］$^+$（C$_{18}$H$_{19}$O$_5$ 理论值为 315.1232）。^{1}H-NMR（600 MHz，氘代 DMSO）和^{13}C-NMR（150 MHz，氘代 DMSO）数据见表 2-10。

表 2-10 化合物 19~21 的核磁氢谱和碳谱数据

编号	19（氘代 DMSO）		20（氘代甲醇）		21（氘代 DMSO）	
	δ_C	δ_H（J in Hz）	δ_C	δ_H（J in Hz）	δ_C	δ_H（J in Hz）
2	78.8	5.58 dd（12.4，3.0）	80.9	5.30 dd（12.8，2.8）	78.6	5.51 dd（12.3，3.0）
3	43.1	3.21 dd（17.0，12.4） 2.89 dd（17.0，3.0）	44.9	3.06 dd（17.0，12.8） 2.72 dd（17.0，2.8）	42.9	3.23 dd（17.0，12.3） 2.82 dd（17.0，3.0）
4	197.4		199.2		197.5	
5	163.4		161.1		159.3	
6	104.3		105.6		104.2	
7	159.4		160.2		160.2	
8	103.6		104.3		104.2	
9	158.1		165.0		158.2	
10	102.7		102.1		103.5	
1'	140.1		132.4		132.0	
2'	127.2	7.56 m	129.7	7.34 d（8.5）	128.8	7.48 d（8.6）
3'	129.5	7.47 m	117.2	6.85 d（8.5）	114.8	7.02 d（8.6）
4'	129.2	7.41 m	159.7		163.2	
5'	129.5	7.47 m	117.2	6.85 d（8.5）	114.8	7.02 d（8.6）
6'	127.2	7.56 m	129.7	7.34 d（8.5）	128.8	7.48 d（8.6）
6-CH$_3$	9.2	2.02 s	9.0	2.02 s	8.5	1.99 s
8-CH$_3$	8.6	2.01 s	8.3	2.01 s	9.2	1.98 s

编号	19（氘代 DMSO）		20（氘代甲醇）		21（氘代 DMSO）	
	δ_C	δ_H （J in Hz）	δ_C	δ_H （J in Hz）	δ_C	δ_H （J in Hz）
4′-OCH₃					56.6	3.81 s
5-OH		12.40 s				12.42 s
7-OH		9.73 brs				

化合物 22 荚果蕨素[95]：黄色无定形粉末；$[\alpha]_D^{20}$ -150.0（c 0.05，MeOH），CD（c 1.67×10⁻³ mol/L，MeOH）λ_{max}（$\Delta\varepsilon$）220（+23.77）nm，291（-76.15）nm，313（+15.49）nm；分子式 $C_{17}H_{16}O_5$，ESI-MS（positive）m/z 322.9［M+Na］⁺，301.0［M+H］⁺，ESI-MS（negative）m/z 298.7［M-H］⁻。¹H-NMR（600 MHz，氘代甲醇）和¹³C-NMR（150 MHz，氘代甲醇）数据见表 2-11。

化合物 23 甲氧基荚果蕨素[68]：黄色无定形粉末；$[\alpha]_D^{20}$ -188.0（c 0.05，MeOH），CD（c 1.52×10⁻³ mol/L，MeOH）λ_{max}（$\Delta\varepsilon$）215（+12.84）nm，291（-76.15）nm，314（+11.31）nm；分子式 $C_{18}H_{18}O_6$，ESI-MS（positive）m/z 353.0［M+Na］⁺，330.9［M+H］⁺，ESI-MS（negative）m/z 328.7［M-H］⁻。¹H-NMR（600 MHz，氘代 DMSO）和¹³C-NMR（150 MHz，氘代 DMSO）数据见表 2-11。

化合物 24 3′-羟基-荚果蕨酚[96]：黄色无定形粉末；$[\alpha]_D^{20}$ -78.0（c 0.05，MeOH），CD（c 1.52×10⁻³ mol/L，MeOH）λ_{max}（$\Delta\varepsilon$）294（-71.95）nm，343（+12.95）nm；分子式 $C_{18}H_{18}O_6$，ESI-MS（positive）m/z 353.0［M+Na］⁺，ESI-MS（negative）m/z 328.7［M-H］⁻。¹H-NMR（600 MHz，氘代氯仿）和¹³C-NMR（150 MHz，氘代氯仿）数据见表 2-11。

表 2-11 化合物 22～24 的核磁氢谱和碳谱数据

编号	22（氘代甲醇）		23（氘代 DMSO）		24（氘代氯仿）	
	δ_C	δ_H （J in Hz）	δ_C	δ_H （J in Hz）	δ_C	δ_H （J in Hz）
2	76.5	5.67 dd（11.6，4.5）	74.7	5.64 dd（12.8，3.0）	78.8	5.31 dd（12.7，2.6）
3	44.0	2.91 dd（17.0，11.6） 2.87 dd（17.0，4.5）	42.1	3.16 dd（17.0，12.8） 2.80 dd（17.0，3.0）	43.7	3.03 dd（17.2，12.7） 2.81 dd（17.2，2.6）
4	199.5		197.8		196.9	
5	161.1		163.4		158.1	

续表2-11

编号	22（氘代甲醇）		23（氘代DMSO）		24（氘代氯仿）	
	δ_C	δ_H (J in Hz)	δ_C	δ_H (J in Hz)	δ_C	δ_H (J in Hz)
6	105.6		104.2		103.3	
7	164.9		159.4		161.1	
8	105.0		103.5		103.2	
9	160.4		158.5		159.6	
10	104.1		102.5		102.3	
1′	128.1		127.0		132.5	
2′	156.0		148.7		112.8	7.06 brs
3′	117.0	6.85 d (8.0)	117.0	6.84 d (8.7)	146.2	
4′	130.9	7.18 td (7.9, 1.5)	115.0	6.82 d (8.7, 2.8)	147.1	
5′	121.4	6.92 d (7.4)	153.1		110.9	6.88 brd (8.0)
6′	128.2	7.53 dd (7.6, 1.5)	113.0	7.06 d (2.8)	118.2	6.93 d (8.0)
6-CH₃	8.3	2.05 s	8.6	2.01 s	7.2	2.08 s
8-CH₃	9.0	2.03 s	9.2	2.00 s	7.9	2.06 s
4′-OCH₃					56.4	3.92 s
5-OH				12.39 s		
5′-OCH₃			56.3	3.73 s		

化合物25 贯众素[97]：黄色无定形粉末；$[\alpha]_D^{20}$ -28.0（c 0.05, MeOH），CD（c 1.58×10⁻³ mol/L，MeOH）$\lambda_{max}(\Delta\varepsilon)$ 223（+6.76）nm，297（-6.60）nm，351（+1.58）nm；分子式 C₁₇H₁₆O₆，ESI-MS（positive）m/z 339.0 [M+Na]⁺，ESI-MS（negative）m/z 314.7 [M-H]⁻。¹H-NMR（600 MHz，氘代DMSO）和¹³C-NMR（150 MHz，氘代DMSO）数据见表2-12，该化合物为首次从荚果蕨属植物中分离得到。

化合物26 5,7-二羟基-6-甲基-4′-甲氧基二氢黄酮[68]：淡黄色无定形粉末；$[\alpha]_D^{20}$ -64.0（c 0.05，MeOH），CD（c 1.67×10⁻³ mol/L，MeOH）$\lambda_{max}(\Delta\varepsilon)$ 214（+18.72）nm，290（-57.71）nm，333（+10.18）nm；分子式 C₁₇H₁₆O₅，ESI-MS（positive）m/z 323.0 [M+Na]⁺，301.0 [M+H]⁺，ESI-MS（negative）m/z 298.7 [M-H]⁻。¹H-NMR（600 MHz，氘代DMSO）和¹³C-NMR（150 MHz，氘代DMSO）

数据见表 2-12，该化合物为首次从荚果蕨属植物中分离得到。

化合物 27 (−)-圣草酚[98]：棕黑色无定形粉末；$[\alpha]_D^{20}$ − 38.0（c 0.1，MeOH），CD（c 1.74 × 10−3 mol/L，MeOH）λ_{max}（$\Delta\varepsilon$）223（−0.13）nm，292（+1.66）nm；分子式 $C_{15}H_{12}O_6$，ESI-MS（negative）m/z 287.0 [M−H]−。1H-NMR（600 MHz，氘代 DMSO）和13C-NMR（150 MHz，氘代 DMSO）数据见表 2-12。

表 2-12 化合物 25 ~ 27 的核磁氢谱和碳谱数据

编号	25（氘代 DMSO）		26（氘代 DMSO）		27（氘代 DMSO）	
	δ_C	δ_H（J in Hz）	δ_C	δ_H（J in Hz）	δ_C	δ_H（J in Hz）
2	78.9	5.39 dd（12.0，3.0）	78.9	5.45 dd（12.5，3.0）	79.3	5.41 dd（12.8，3.7）
3	43.0	3.16 dd（17.0，12.0） 2.78 dd（17.0，3.0）	43.0	3.22 dd（17.0，12.5） 2.71 dd（17.0，3.0）	43.0	3.21 dd（17.2，12.8） 2.70 dd（17.2，3.7）
4	197.8		196.8		197.8	
5	158.3		161.6		164.4	
6	104.1		104.2		96.7	5.89 d（2.5）
7	159.3		166.3		168.0	
8	103.4		95.4	5.99 s	96.0	5.89 d（2.5）
9	163.4		161.1		163.8	
10	102.7		102.1		102.6	
1′	130.8		131.8		130.4	
2′	115.0	6.78 s	129.1	7.44 d（9.0）	115.3	6.91 s
3′	146.1		114.8	6.97 d（9.0）	146.1	
4′	146.1		160.3		146.6	
5′	116.3	6.78 s	114.8	6.97 d（9.0）	116.3	6.78 s
6′	118.5	6.93 s	129.1	7.44 d（9.0）	118.8	6.78 s
6-CH₃	9.2	1.99 s	7.9	1.87 s		
8-CH₃	8.5	1.99 s				
4′-OCH₃			56.1	3.27 s		
5-OH		12.41 s		12.42 s		12.19 s
3′-OH		9.07 brs				9.08 s
4′-OH		9.07 brs				9.08 s

化合物 28 去甲氧基荬果蕨素-7-*O*-β-D-吡喃葡萄糖苷[68]：黄色无定形粉末；$[\alpha]_D^{20}$ -99.0（*c* 0.1，MeOH），CD（*c* 1.12×10^{-3} mol/L，MeOH）λ_{max}（$\Delta\varepsilon$）217（+24.75）nm，286（-10.69）nm，351（+3.45）nm；分子式 $C_{23}H_{26}O_9$，ESI-MS（positive）*m/z* 469.1 [M+Na]$^+$，485.1 [M+K]$^+$。^{1}H-NMR（600 MHz，氘代 DMSO）和 ^{13}C-NMR（150 MHz，氘代 DMSO）数据见表 2-13。

化合物 29 杜鹃素-7-*O*-β-D-葡萄糖苷[99]：黄色无定形粉末；$[\alpha]_D^{20}$ -59.0（*c* 0.1，MeOH），CD（*c* 1.08×10^{-3} mol/L，MeOH）λ_{max}（$\Delta\varepsilon$）213（+11.94）nm，298（-2.18）nm，343（+0.90）nm；分子式 $C_{23}H_{26}O_{10}$，ESI-MS（positive）*m/z* 485.3 [M+Na]$^+$，ESI-MS（negative）*m/z* 461.1 [M-H]$^-$。^{1}H-NMR（600 MHz，氘代 DMSO）和 ^{13}C-NMR（150 MHz，氘代 DMSO）数据见表 2-13。

化合物 30 荬果蕨素-7-*O*-β-D-吡喃葡萄糖苷[100]：黄色无定形粉末；$[\alpha]_D^{20}$ -62.0（*c* 0.15，MeOH），CD（*c* 1.05×10^{-3} mol/L，MeOH）λ_{max}（$\Delta\varepsilon$）216（+18.29）nm，289（-5.80）nm，344（+2.22）nm；分子式 $C_{24}H_{28}O_{10}$，HR-ESI-MS（positive）*m/z* 477.1774 [M+H]$^+$（$C_{24}H_{29}O_{10}$ 理论值为 477.1761）。^{1}H-NMR（600 MHz，氘代 DMSO）和 ^{13}C-NMR（150 MHz，氘代 DMSO）数据见表 2-13。

表 2-13　化合物 28~30 的核磁氢谱和碳谱数据

编号	25（氘代 DMSO）		26（氘代 DMSO）		27（氘代 DMSO）	
	δ_C	δ_H（*J* in Hz）	δ_C	δ_H（*J* in Hz）	δ_C	δ_H（*J* in Hz）
2	78.9	5.68 dd（12.5，3.1）	79.0	5.53 dd（12.6，2.8）	78.8	5.60 dd（12.6，2.9）
3	43.2	3.08 m 2.96 dd（17.0，3.1）	43.2	3.34 m 2.84 dd（17.0，2.8）	43.1	3.38 m 2.89 dd（17.1，3.0）
4	199.1		199.5		199.4	
5	158.8		158.8		158.8	
6	112.2		112.1		112.1	
7	162.4		162.4		162.4	
8	111.1		111.0		111.0	
9	158.0		158.3		158.2	
10	105.8		105.7		105.7	
1'	139.8		129.9		131.7	

编号	25（氘代 DMSO）		26（氘代 DMSO）		27（氘代 DMSO）	
	δ_C	δ_H (J in Hz)	δ_C	δ_H (J in Hz)	δ_C	δ_H (J in Hz)
2'	127.3	7.58 d (7.2)	129.0	7.37 d (8.5)	128.9	7.50 d (8.9)
3'	129.5	7.48 t (7.2)	116.2	6.84 d (8.5)	114.9	7.03 d (8.9)
4'	129.3	7.43 t (7.2)	158.6		160.3	
5'	129.5	7.48 t (7.2)	116.2	6.84 d (8.5)	114.9	7.03 d (8.9)
6'	127.3	7.58 d (7.2)	129.0	7.37 d (8.5)	128.9	7.50 d (8.9)
1"	105.1	4.63 d (7.8)	105.1	4.63 d (7.6)	105.1	4.62 d (7.8)
2"	75.0		75.0	3.17 m	75.0	3.32 m
3"	77.5	3.17~3.45 m	77.3	3.26 m	77.3	3.26 m
4"	70.8		70.8	3.08 m	70.8	3.16 m
5"	78.0		78.0	3.32 m	78.0	3.08 m
6"	62.0	3.65 m, 3.52 m	62.0	3.65 brd (9.8) 3.45 m	62.0	3.65 m, 3.44 m
6-CH₃	9.6	2.13 s	9.6	2.12 s	10.2	2.12 s
8-CH₃	10.2	2.13 s	10.2	2.09 s	9.6	2.10 s
4'-OCH₃					56.1	3.81 s
5-OH		12.15 s		12.14 s		12.16 s
4'-OH				9.74 s		

化合物 31 myrciacitrin Ⅱ[58]：黄色无定形粉末；[α]²⁰_D −49.0（c 0.1，MeOH），CD（c 1.02×10⁻³ mol/L，MeOH）λ_max（Δε）221（+13.19）nm，283（−12.25）nm，345（+3.51）nm；分子式 C₂₄H₂₈O₁₁，ESI-MS（positive）m/z 515.1 [M+Na]⁺，ESI-MS（negative）m/z 490.9 [M−H]⁻。¹H-NMR(600 MHz，氘代 DMSO) 和¹³C-NMR(150 MHz，氘代 DMSO) 数据见表 2-14。

化合物 32 matteflavoside G[57]：淡黄色无定形粉末；[α]²⁰_D −130.0（c 0.05，MeOH），CD（c 0.98×10⁻³ mol/L，MeOH）λ_max（Δε）209（+10.39）nm，288（−3.14）nm，363（+1.44）nm；分子式 C₂₄H₂₈O₁₂，ESI-MS（positive）m/z 531.4 [M+Na]⁺，ESI-MS（negative）m/z 507.3 [M−H]⁻。¹H-NMR(600 MHz，氘代 DMSO) 和¹³C-NMR(150 MHz，氘代 DMSO) 数据见表 2-14。

表 2-14　化合物 **31**、**32** 的核磁氢谱和碳谱数据

编号	**31**（氘代 DMSO）		**32**（氘代 DMSO）	
	δ_C	δ_H（J in Hz）	δ_C	δ_H（J in Hz）
2	74.8	5.73 dd（12.9, 2.7）	78.7	5.45 dd（12.2, 3.0）
3	42.3	3.31 m, 2.86 dd（17.0, 2.7）	43.4	3.16 m, 2.84 dd（17.1, 3.0）
4	199.5		199.2	
5	158.8		158.7	
6	112.1		112.2	
7	162.4		162.3	
8	111.0		111.0	
9	158.4		158.0	
10	105.6		105.7	
1′	126.7		135.1	
2′	148.8		106.3	6.49 s
3′	117.1	6.85 d（8.9）	151.7	
4′	115.1	6.83 d（8.9, 2.7）	136.3	
5′	153.1		151.7	
6′	113.2	7.08 d（2.7）	106.3	6.49 s
6-CH$_3$	9.7	2.14 s	9.6	2.13 s
8-CH$_3$	10.2	2.13 s	10.2	2.12 s
4′-OCH$_3$			60.6	3.71 s
5-OH		12.14 s		12.16 s
3′/5′-OH				9.25 s
5′-OCH$_3$	56.3	3.73		
1″	105.2	4.64 d（7.5）	105.1	4.62 d（7.7）
2″	75.0	3.34 m	75.0	3.32 m
3″	78.0	3.27 m	77.3	3.26 m
4″	70.8	3.18 m	70.8	3.20 m
5″	77.3	3.10 m	77.9	3.09 m
6″	61.9	4.43 d（5.1） 4.04 dd（11.8, 6.1）	62.0	3.66（1H, m）, 3.45 m

化合物 33（2S）-异樱花苷[101]：黄色无定形粉末；$[\alpha]_D^{20}$ −222.0（c 0.1,

MeOH），CD（c 1.11×10^{-3} mol/L，MeOH）λ_{max}（$\Delta\varepsilon$）217（+2.16）nm，286（-6.63）nm；分子式 $C_{22}H_{24}O_{10}$。ESI-MS（positive）m/z 449.4 [M+H]$^+$，ESI-MS（negative）m/z 447.0 [M-H]$^-$。^{1}H-NMR(600 MHz，氘代 DMSO) 和^{13}C-NMR（150 MHz，氘代 DMSO）数据见表 2-15，该化合物为首次从荚果蕨属植物中分离得到。

化合物 34 poncirin[102]：黄色无定形粉末；[α]$_D^{20}$-154.0（c 0.05，MeOH），分子式 $C_{28}H_{34}O_{14}$，ESI-MS（positive）m/z 617.3 [M+Na]$^+$，ESI-MS（negative）m/z 593.2 [M-H]$^-$。^{1}H-NMR(600 MHz，氘代 DMSO) 和^{13}C-NMR(150 MHz，氘代 DMSO）数据见表 2-15，该化合物为首次从荚果蕨属植物中分离得到。

表 2-15　化合物 33、34 的核磁氢谱和碳谱数据

编号	33（氘代 DMSO）		34（氘代 DMSO）	
	δ_C	δ_H（J in Hz）	δ_C	δ_H（J in Hz）
2	79.2	5.62 dd（12.8，3.2）	79.5（79.3）	5.63（5.60）dd（12.6，3.0）
3	43.0	3.22 m 2.82 dd（17.2，3.2）	43.0（42.9）	3.22 m 2.82 dd（17.0，3.0）
4	198.0		198.1（198.0）	
5	163.9		163.9	
6	96.4	6.18 d（2.0）	97.3	6.14 d（2.0）
7	166.3		165.7（165.1）	
8	96.4	6.20 d（2.0）	96.2（96.1）	6.17 brs
9	163.6		163.7（163.6）	
10	104.2		104.3	
1′	131.3		131.3（131.2）	
2′	129.3	7.50 d（8.8）	129.4（129.3）	7.50（7.49）d（8.8）
3′	114.8	7.02 d（8.8）	114.9	7.25（7.22）d（8.8）
4′	160.4		160.5	
5′	114.8	7.02 d（8.8）	114.9	7.25（7.22）d（8.8）
6′	129.3	7.50 d（8.8）	129.4（129.3）	7.50（7.49）d（8.8）
5-OH		12.05 s		11.91 s
4′-OCH$_3$	56.1	3.81 s	56.1	3.81 s

编号	33 (氘代DMSO)		34 (氘代DMSO)	
	δ_C	δ_H (J in Hz)	δ_C	δ_H (J in Hz)
1″	100.5	5.01 d (7.9)	101.4 (101.3)	5.17 d (7.7)
2″	73.9		77.2 (77.0)	
3″	78.0		77.8	
4″	70.4	3.50~3.16 m	70.5	3.32~3.75 m
5″	77.3		78.1	
6″	61.5	4.58 m, 3.70 m	61.4	
1‴			98.4 (98.2)	5.15 d (1.2)
2‴			71.3	
3‴			71.4	
4‴			72.7	3.32~3.75 m
5‴			69.2	
6‴			19.0	1.20 d (6.2)

化合物 35 柚皮素-7-O-β-D-葡萄糖醛酸苷[103]：黄色无定形粉末；$[\alpha]_D^{20}$ −86.0 (c 0.05，MeOH)，CD (c 1.12×10⁻³ mol/L，MeOH) λ_{max} ($\Delta\varepsilon$) 217 (+12.35) nm，286 (−16.10) nm，334 (+1.54) nm；分子式 $C_{21}H_{20}O_{11}$，ESI-MS (negative) m/z 446.7 [M−H]⁻。¹H-NMR (600 MHz，氘代DMSO) 和¹³C-NMR (150 MHz，氘代DMSO) 数据见表 2-16，该化合物为首次从荚果蕨属植物中分离得到。

化合物 36 圣草酚 7-O-葡萄糖醛酸苷[104]：深棕色无定形粉末；$[\alpha]_D^{20}$ −92.0 (c 0.05，MeOH)，CD(c 1.08×10⁻³ mol/L，MeOH) λ_{max}($\Delta\varepsilon$) 248 (+0.69) nm，288 (−3.50) nm；分子式 $C_{21}H_{20}O_{12}$，ESI-MS (negative) m/z 462.6 [M−H]⁻。¹H-NMR (600 MHz，氘代DMSO) 和¹³C-NMR (150 MHz，氘代DMSO) 数据见表 2-16，该化合物为首次从荚果蕨属植物中分离得到。

化合物 37 prainianonide[105]：深棕色固体；$[\alpha]_D^{20}$ −162.0 (c 0.1，MeOH)，CD (c 1.08×10⁻³ mol/L，MeOH) λ_{max} ($\Delta\varepsilon$) 209 (+2.48) nm，282 (−5.61) nm；分子式 $C_{22}H_{22}O_{11}$，ESI-MS (positive) m/z 463.2 [M+H]⁺，485.1 [M+Na]⁺，ESI-MS (negative) m/z 461.2 [M−H]⁻。¹H-NMR (600 MHz，氘代DMSO)

和 ^{13}C-NMR（150 MHz，氘代 DMSO）数据见表 2-16，该化合物为首次从荚果蕨属植物中分离得到。

表 2-16　化合物 35~37 的核磁氢谱和碳谱数据

编号	35（氘代 DMSO）		36（氘代 DMSO）		37（氘代 DMSO）	
	δ_C	δ_H（J in Hz）	δ_C	δ_H（J in Hz）	δ_C	δ_H（J in Hz）
2	79.7	5.52 dd (12.7, 2.7)	79.7	5.43 dd (12.7, 3.0)	79.7	5.56 dd (12.9, 2.5)
3	43.0	3.37 m 2.73 dd (17.2, 2.7)	43.1	3.35 m 2.73 dd (17.0, 3.0)	43.0	3.40 m 2.77 dd (17.0, 2.5)
4	198.2		198.2		198.3	
5	163.9		165.7		163.8	
6	97.3	6.14 d (2.2)	96.2	6.15 d (2.2)	97.3	6.20 d (2.2)
7	165.8		165.8		163.9	
8	96.2	6.19 d (2.2)	97.3	6.19 d (2.2)	99.7	6.24 d (2.2)
9	163.8		163.9		163.7	
10	104.3		104.3		104.3	
1′	129.5		130.1		129.5	
2′	129.4	7.33 d (8.5)	116.3	6.89 d (1.7)	129.4	7.38 d (7.7)
3′	116.1	6.80 d (8.5)	146.2		116.2	6.84 d (7.7)
4′	158.8		146.8		158.8	
5′	116.1	6.80 d (8.5)	115.4	6.74 d (8.1)	116.2	6.84 d (7.7)
6′	129.4	7.33 d (8.5)	119.0	6.77 dd (8.1, 1.7)	129.4	7.38 d (7.7)
5-OH		12.05 s		12.05 s		11.95 brs
3′-OH				9.09 s		
4′-OH		9.61 s		9.04 s		9.67 brs
1″	99.8	5.15 d (7.6)	99.8	5.17 d (7.6)	99.7	5.27 d (7.9)
2″	73.6	3.24 m	73.6		73.6	
3″	76.5	3.28 m	76.1	3.24~3.30 m	76.3	3.30~3.42 m
4″	72.2	3.35 m	72.2		72.3	
5″	76.2	3.97 m	76.5	3.96 m	76.0	4.20 d (5.1)
6″	171.1		171.1		170.2	
6″-OCH$_3$					52.9	3.69 s

化合物 38 (2S)-helichrysin A[106]：黄色无定形粉末；$[\alpha]_D^{20}$ -63.0 (c 0.1, MeOH)，CD (c 1.15×10^{-3} mol/L，MeOH) λ_{max} ($\Delta\varepsilon$) 219 (+18.83) nm，303 (-34.58) nm，334 (+20.02) nm；分子式为C$_{21}$H$_{22}$O$_{10}$，ESI-MS (positive) m/z 457.4 [M+Na]$^+$，ESI-MS (negative) m/z 433.2[M-H]$^-$。^{1}H-NMR(600 MHz，氘代 DMSO) 和^{13}C-NMR(150 MHz，氘代 DMSO) 数据见表 2-17，该化合物为首次从荬果蕨属植物中分离得到。

化合物 39 (2R)-helichrysin A[107]：黄色无定形粉末；$[\alpha]_D^{20}$ -131.0 (c 0.1, MeOH)，CD (c 1.15×10^{-3} mol/L，MeOH) λ_{max} ($\Delta\varepsilon$) 214 (-29.76) nm，287 (+10.93) nm，327 (-3.99) nm；分子式 C$_{21}$H$_{22}$O$_{10}$，ESI-MS (negative) m/z 433.1 [M-H]$^-$。^{1}H-NMR(600 MHz，氘代 DMSO) 和^{13}C-NMR(150 MHz，氘代 DMSO) 数据见表 2-17，该化合物为首次从荬果蕨属植物中分离得到。

化合物 40 圣草酚 5-O-β-D-葡萄吡喃糖苷[108]：黄色无定形粉末；$[\alpha]_D^{20}$ -141.0 (c 0.1, MeOH)，CD (c 1.11×10^{-3} mol/L，MeOH) λ_{max} ($\Delta\varepsilon$) 221 (+2.16) nm，250 (+0.54) nm，286 (-6.63) nm；分子式 C$_{21}$H$_{22}$O$_{11}$，ESI-MS (negative) m/z 449.0 [M-H]$^-$。^{1}H-NMR(600 MHz，氘代 DMSO) 和^{13}C-NMR (150 MHz，氘代 DMSO) 数据见表 2-17，该化合物为首次从荬果蕨属植物中分离得到。

表 2-17 化合物 38~40 的核磁氢谱和碳谱数据

编号	38 （氘代 DMSO）		39 （氘代 DMSO）		40 （氘代 DMSO）	
	δ_C	δ_H (J in Hz)	δ_C	δ_H (J in Hz)	δ_C	δ_H (J in Hz)
2	79.0	5.39 dd (13.3, 2.8)	79.2	5.44 dd (12.1, 2.7)	79.1	5.32 dd (13.0, 2.6)
3	45.5	3.07 dd (17.0, 13.3) 2.64 dd (17.0, 2.8)	45.6	3.15 dd (16.3, 12.5) 2.63 dd (16.3, 2.9)	45.6	2.99 dd (17.0, 13.2) 2.63 dd (17.0, 2.6)
4	190.9		190.4		190.8	
5	161.7		161.0		161.7	
6	100.3	6.08 brs	99.6	6.10 brs	100.1	6.10 s
7	167.1		165.5		167.9	
8	98.9	6.42 s	98.7	6.34 brs	98.8	6.41 s
9	165.2		164.7		165.1	
10	105.9		106.2		104.5	
1′	130.0		130.1		130.5	

编号	38（氘代 DMSO）		39（氘代 DMSO）		40（氘代 DMSO）	
	δ_C	δ_H （ J in Hz）	δ_C	δ_H （ J in Hz）	δ_C	δ_H （ J in Hz）
2′	129.2	7.24 d（8.8）	129.1	7.33 d（8.6）	115.2	6.90 s
3′	116.1	6.82 d（8.8）	116.1	6.82 d（8.6）	146.1	
4′	158.6		158.6		146.6	
5′	116.1	6.82 d（8.6）	116.1	6.82 d（8.6）	116.3	6.77 brs
6′	129.2	7.24 d（8.8）	129.1	7.33 d（8.6）	118.8	6.77 brs
1″	104.5	4.71 d（7.0）	103.2	4.80 d（7.1）	101.3	4.71 d（6.7）
2″	78.5		74.3		74.4	
3″	74.4	3.36～3.23 m	77.0	3.36～3.24	78.5	3.37～3.24 m
4″	70.6		70.5		70.6	
5″	76.5		78.3		76.5	
6″	61.7	3.76 m，3.57 m	61.6	3.75 d（10.2） 3.56 dd（11.8，5.4）	61.6	3.77 d（11.5） 3.57 dd（11.8，5.5）

化合物 41 （2S）-5-[α-L-鼠李糖基-（1→2）-O-β-D-吡喃葡萄糖基]-柚皮素[109]：黄色无定形粉末；[α]$_D^{20}$-96.0（ c 0.1，MeOH），CD（ c 0.86×10^{-3} mol/L，MeOH）λ_{max}（ $\Delta\varepsilon$ ）217（+39.42） nm，287（-28.28） nm，331（+15.13） nm；分子式 C$_{27}$H$_{32}$O$_{14}$，ESI-MS （negative） m/z 578.8 [M−H]$^-$。^{1}H-NMR（600 MHz，氘代甲醇）和^{13}C-NMR（150 MHz，氘代甲醇）数据见表 2-18，该化合物为首次从荚果蕨属植物中分离得到。

化合物 42 （2R）-5-[α-L-鼠李糖基-（1→2）-O-β-D-吡喃葡萄糖基]-柚皮素[109]：黄色无定形粉末；[α]$_D^{20}$-202.0 （ c 0.1，MeOH），CD （ c 0.86×10^{-3} mol/L，MeOH）λ_{max}（ $\Delta\varepsilon$ ）219 （-38.99） nm，292（+18.60） nm，332（-16.82） nm；分子式 C$_{27}$H$_{32}$O$_{14}$，ESI-MS（ positive） m/z 603.2 [M+Na]$^+$，ESI-MS （negative） m/z 579.1 [M−H]$^-$。^{1}H-NMR（600 MHz，氘代 DMSO）和^{13}C-NMR（150 MHz，氘代 DMSO）数据见表 2-18，该化合物为首次从荚果蕨属植物中分离得到。

表 2-18 化合物 41、42 的核磁氢谱和碳谱数据

编号	41（氘代甲醇）		42（氘代 DMSO）	
	δ_C	δ_H （mult.， J in Hz）	δ_C	δ_H （ J in Hz）
2	81.2	5.33 dd（13.1，2.7）	79.1	5.34 dd（12.7，2.7）

编号	41（氘代甲醇）		42（氘代 DMSO）	
	δ_C	δ_H (mult., J in Hz)	δ_C	δ_H (J in Hz)
3	47.5	3.11 dd (16.0, 13.1) 2.61 dd (16.0, 2.7)	45.8	2.98 dd (17.0, 12.7) 2.58 dd (17.0, 2.7)
4	192.9		188.2	
5	167.0		160.5	
6	99.1	6.27 d (2.3)	96.2	6.23 d (1.7)
7	167.2		164.9	
8	97.8	6.08 d (2.3)	97.3	6.02 d (1.7)
9	161.9		164.9	
10	107.2		106.2	
1'	132.2		130.1	
2'	129.8	7.33 d (8.5)	129.1	7.33 d (8.6)
3'	117.2	6.85 d (8.5)	116.1	6.81 d (8.6)
4'	159.8		158.5	
5'	117.2	6.85 d (8.5)	116.1	6.81 d (8.6)
6'	129.8	7.33 d (8.5)	129.1	7.33 d (8.6)
1''	101.1	5.23 d (7.6)	98.6	5.19 d (7.2)
2''	80.1	3.93 m	76.9	3.93 t (7.2)
3''	79.5	3.87 m	78.3	3.49 m
4''	72.2	3.51 m	70.5	3.30 t (9.2)
5''	78.8	3.91 m	77.9	3.40 m
6''	63.4	3.68 m, 3.62 m	61.5	3.70 d (12.3), 3.52 m
1'''	102.4	5.35 d (1.6)	100.4	5.26 s
2'''	73.1	3.73 m	71.4	3.68 brs
3'''	72.9	3.54 m	71.2	3.35 dd (9.4, 2.5)
4'''	75.1	3.78 m	73.0	3.16 d (9.5)
5'''	71.0	3.33 m	69.4	3.60 m
6'''	18.9	1.13 d (6.7)	19.0	1.07 d (6.0)

化合物 43 山奈酚-7-O-葡萄糖苷[110]：棕色固体；$[\alpha]_D^{20}$ − 180.0（c 0.1, MeOH），分子式 $C_{21}H_{20}O_{11}$，HR-ESI-MS m/z 449.1078[M+H]$^+$（$C_{21}H_{21}O_{11}$ 理论

值为 449.1084)。^{1}H-NMR（600 MHz，氘代甲醇）和 ^{13}C-NMR（150 MHz，氘代甲醇）数据见表 2-19，该化合物为首次从莱果蕨属植物中分离得到。

化合物 44 山奈酚-3-O-葡萄糖苷[111]：棕色固体；$[\alpha]_D^{20}-42.0$（c 0.1，MeOH），分子式 $C_{21}H_{20}O_{11}$，ESI-MS（positive）m/z 471.3 [M+Na]$^+$，ESI-MS（negative）m/z 447.4 [M−H]$^-$。^{1}H-NMR（600 MHz，氘代甲醇）和 ^{13}C-NMR（150 MHz，氘代甲醇）数据见表 2-19。

化合物 45 槲皮素-3-葡萄糖苷[112]：深棕色固体；$[\alpha]_D^{20}-217.0$（c 0.1，MeOH），分子式 $C_{21}H_{20}O_{12}$，ESI-MS（positive）m/z 487.1 [M+Na]$^+$，ESI-MS（negative）m/z 463.0 [M−H]$^-$。^{1}H-NMR（600 MHz，氘代甲醇）和 ^{13}C-NMR（150 MHz，氘代甲醇）数据见表 2-19。

表 2-19 化合物 43~45 的核磁氢谱和碳谱数据

编号	43（氘代甲醇）		44（氘代甲醇）		45（氘代甲醇）	
	δ_C	δ_H（J in Hz）	δ_C	δ_H（J in Hz）	δ_C	δ_H（J in Hz）
2	149.7		159.4		159.4	
3	138.4		136.3		136.5	
4	178.5		180.4		180.4	
5	163.1		164.0		164.0	
6	101.1	6.50 d（1.9）	100.7	6.24 d（2.8）	100.8	6.24 d（2.0）
7	165.4		166.9		166.9	
8	96.4	6.81 d（1.9）	95.6	6.43 d（2.8）	95.6	6.43 d（2.0）
9	158.7		160.0		159.9	
10	107.2		106.6		106.6	
1′	124.4		123.7		124.0	
2′	131.8	8.17 d（8.9）	133.1	8.09 d（9.6）	116.9	7.74 d（2.0）
3′	117.2	6.95 d（8.9）	116.9	6.95 d（9.6）	150.7	
4′	161.6		162.5		146.8	
5′	117.2	6.95 d（8.9）	116.9	6.95 d（9.6）	118.4	6.90 d（8.7）
6′	131.8	8.17 d（8.9）	133.1	8.09 d（9.6）	123.9	7.62 dd（8.7，2.3）
1″	102.5	5.09 d（7.2）	104.9	5.29 d（8.2）	105.1	5.29 d（7.2）
2″	75.6		76.6		76.6	3.51 t（9.1）

编号	43（氘代甲醇）		44（氘代甲醇）		45（氘代甲醇）	
	δ_C	δ_H（J in Hz）	δ_C	δ_H（J in Hz）	δ_C	δ_H（J in Hz）
3″	79.2	3.58~3.43 m	78.9	3.47~3.23 mm	79.0	3.45 t（91）
4″	72.1		72.2		72.1	3.38 t（9.1）
5″	78.7		79.3		79.3	3.25 m
6″	63.3	3.97 dd（12.2, 2.5） 3.75 dd（12.2, 5.8）	63.5	3.72 dd（12.2, 2.3） 3.56 dd（12.2, 5.5）	63.4	3.74 dd（11.9, 2.3） 3.60 dd（11.9, 5.4）

化合物46（−）-表儿茶酸[113]：棕色无定形粉末；$[\alpha]_D^{20}$ −52.0（c 0.05，MeOH），分子式 $C_{15}H_{14}O_6$，ESI-MS（negative）m/z 289.1 $[M-H]^-$。^{1}H-NMR（600 MHz，氘代甲醇）和 ^{13}C-NMR（150 MHz，氘代甲醇）数据见表2-20，该化合物为首次从荚果蕨属植物中分离得到。

表2-20　化合物46的核磁氢谱和碳谱数据

		46（氘代甲醇）			
编号	δ_C	δ_H（J in Hz）	编号	δ_C	δ_H（J in Hz）
2	80.9	4.84 brs	8a	158.2	
3	68.3	4.20 m	1′	133.1	
4	30.1	2.89 dd（16.8, 4.6） 2.77 dd（16.8, 2.9）	2′	116.2	7.00 d（1.5）
4a	100.9		3′	146.6	
5	158.5		4′	146.8	
6	96.7	5.95 d（2.0）	5′	116.7	6.79 d（8.2）
7	158.8		6′	120.2	6.83 dd（8.2, 1.5）
8	97.2	5.97 d（2.0）			

化合物47 金鸡纳素Ia[114]：白色无定形粉末；$[\alpha]_D^{20}$ −130.0（c 0.05，MeOH），CD（c 1.04×10⁻³ mol/L，MeOH）λ_{max}（$\Delta\varepsilon$）257（+1.09）nm，285（−4.28）nm；分子式 $C_{24}H_{20}O_9$，ESI-MS（negative）m/z 451.0 $[M-H]^-$，推测其分子量为452。^{1}H-NMR（600 MHz，氘代DMSO）和 ^{13}C-NMR（150 MHz，氘代DMSO）数据见表2-21，该化合物为首次从荚果蕨属植物中分离得到。

化合物48 catiguanin B[114]：白色无定形粉末；$[\alpha]_D^{20}$ −204.0（c 0.1，MeOH），

CD（c 1.11×10^{-3} mol/L，MeOH）λ_{max}（$\Delta\varepsilon$）277（-10.89）nm，296（+10.44）nm；分子式 $C_{25}H_{22}O_{10}$，ESI-MS（positive）m/z 505.2［M+Na］$^{+}$，ESI-MS（negative）m/z 481.0［M-H］$^{-}$。^{1}H-NMR（600 MHz，氘代甲醇）和^{13}C-NMR（150 MHz，氘代甲醇）数据见表 2-21，该化合物为首次从荚果蕨属植物中分离得到。

表 2-21　化合物 47、48 的核磁氢谱和碳谱数据

编号	47（氘代 DMSO）		48（氘代甲醇）	
	δ_C	δ_H（J in Hz）	δ_C	δ_H（J in Hz）
2	79.0	4.82 brs	81.0	4.96 brs
3	65.1	4.76 d（4.8）	67.7	4.29 brs
4	29.4	2.80 dd（16.7，4.8） 2.67 dd（16.7，4.8）	30.4	2.96 dd（17.0，4.5） 2.88 brd（17.0）
5	156.6		157.4	
6	95.8	6.23 s	96.7	6.15 s
7	152.7		153.8	
8	104.8		105.4	
4a	104.8		103.9	
8a	151.0		154.3	
1′	131.2		133.0	
2′	115.2	6.92 d（1.5）	116.0	7.03 brs
3′	146.0		147.0	
4′	144.9		146.9	
5′	115.8	6.71 d（8.1）	116.9	6.90 d（7.6）
6′	118.3	6.68 dd（8.2，1.5）	120.1	6.82 brd（7.6）
1″	134.0		116.8	
2″	114.8	6.44 d（2.1）	147.3	
3″	145.5		105.2	6.50 s
4″	145.3		146.7	
5″	115.8	6.60 d（8.1）	143.0	
6″	116.5	6.38 dd（8.3，2.1）	116.1	6.65 s
7″	34.1	4.43 d（6.4）		
8″	38.4	3.17 dd（15.8，6.9） 2.82 d（8.4）		

编号	**47**（氘代 DMSO）		**48**（氘代甲醇）	
	δ_C	δ_H（J in Hz）	δ_C	δ_H（J in Hz）
9″	169.0			
9			32.1	4.52 dd（9.0，3.8）
10			45.7	3.01 dd（14.6，3.8） 2.54 dd（14.6，9.2）
—CO—			175.5	
—CH₃			52.9	3.64 s

化合物 49 2β，3β-环氧-5，7，3′，4′-四羟基黄烷-(4α-8-表儿茶素)[115]：白色无定形粉末；$[\alpha]_D^{20}$ −45.0（c 0.1，MeOH），分子式 $C_{30}H_{24}O_{12}$，ESI-MS（positive）m/z 577.2 [M+H]⁺，ESI-MS（negative）m/z 575.0 [M−H]⁻。¹H-NMR(600 MHz，氘代 DMSO) 和¹³C-NMR(150 MHz，氘代 DMSO) 数据见表2-22，该化合物为首次从荬果蕨属植物中分离得到。

表2-22　化合物 49 的核磁氢谱和碳谱数据

49（氘代 DMSO）					
编号	δ_C	δ_H（J in Hz）	编号	δ_C	δ_H（J in Hz）
2C	99.8		2F	79.2	4.79 brs
3C	66.6	3.94 d（3.2）	3F	65.4	4.04 m
4C	29.1	2.80 d（3.2）	4F	29.3	2.88 dd（16.6，4.2） 2.57 m
5A	153.6		5D	154.8	
6A	95.5	5.93 d（1.8）	6D	95.5	6.00 s
7A	157.5		7D	151.0	
8A	97.3	5.92 d（1.8）	8D	108.1	
9A	156.3		9D	152.6	
10A	104.0		10D	104.0	
1′B	131.5		1′E	131.3	
2′B	116.0	7.11 d（1.9）	2′E	115.8	6.92 brs
3′B	145.5		3′E	145.3	
4′B	146.5		4′E	145.5	
5′B	115.8	6.80 d（8.0）	5′E	115.6	6.70 d（8.3）
6′B	119.0	6.96 dd（8.0，1.9）	6′E	118.9	6.66 dd（8.3，1.5）

化合物 51 毛枝蕨醇[116]：深棕色无定形粉末；分子式 $C_{11}H_{10}O_4$，HR-ESI-MS m/z 207.0665 [M+H]+（$C_{11}H_{11}O_4$ 理论值为 207.0657）。^{1}H-NMR（600 MHz，氘代氯仿）和[13]C-NMR（150 MHz，氘代氯仿）数据见表 2-23。

化合物 52 毛枝蕨醇 7-O-$β$-D-吡喃葡萄糖苷[117]：白色无定形粉末；$[α]_D^{20}$ -40.0（c 0.1，MeOH），分子式 $C_{17}H_{20}O_9$，ESI-MS（positive）m/z 369.3 [M+H]+，391.3 [M+Na]+。^{1}H-NMR（600 MHz，氘代 DMSO）和[13]C-NMR（150 MHz，氘代 DMSO）数据见表 2-23。

表 2-23　化合物 51、52 的核磁氢谱和碳谱数据

编号	51（氘代氯仿）		52（氘代 DMSO）	
	$δ_C$	$δ_H$（J in Hz）	$δ_C$	$δ_H$（J in Hz）
2	157.5	7.80 d（5.7）	159.2	8.40 d（5.8）
3	111.3	6.21 d（5.7）	111.4	6.41 d（5.8）
4	182.7		183.3	
5	153.9		156.9	
6	106.6		115.6	
7	158.5		160.0	
8	101.4		111.1	
9	155.7		153.6	
10	106.5		109.0	
6-CH₃	7.6	2.22 s	10.1	2.22 s
8-CH₃	7.9	2.17 s	10.0	2.34 s
5-OH		12.83 s		12.84 s
1′			105.5	4.68 d（7.4）
2′			75.0	3.09~3.38 m
3′			77.3	
4′			70.8	
5′			78.0	
6′			62.0	3.64 d（10.7） 3.45 dd（10.7，5.6）

化合物 54（S）-（+）-脱落酸[118]：白色无定形粉末；$[α]_D^{20}$ +141.0（c 0.1，MeOH），分子式 $C_{15}H_{20}O_4$，HR-ESI-MS m/z 287.1252 [M+Na]+（$C_{15}H_{20}O_4Na$ 理

论值为 287.1259)。^{1}H-NMR(600 MHz，氘代甲醇）和 ^{13}C-NMR(150 MHz，氘代甲醇）数据见表 2-24，该化合物为首次从荚果蕨属植物中分离得到。

表 2-24 化合物 54 的核磁氢谱和碳谱数据

54（氘代甲醇）

编号	δ_C	δ_H (J in Hz)	编号	δ_C	δ_H (J in Hz)
2	123.5	5.80 s	3'	128.3	5.93 s
3	147.9		4'	202.0	
4	130.7	7.75 d (16.4)	5'	51.6	2.56 d (17.0) 2.20 d (17.0)
5	137.3	6.17 d (16.4)	6'	43.7	
6	21.9	2.02 s	7'	20.5	1.95 s
1'	81.5		8'	25.5	1.05 s
2'	167.7		9'	24.4	1.08 s

化合物 55 (6*R*, 7*E*, 9*R*)-9-羟基-4,7-巨豆二烯-3-酮 9-*O*-β-D-吡喃葡萄糖苷[119-121]：浅棕色固体；$[\alpha]_D^{20}$+53.0(*c* 0.1, MeOH)，CD (*c* 1.35×10^{-3} mol/L, MeOH) λ_{max} ($\Delta\varepsilon$) 244 (+46.81) nm；分子式 $C_{19}H_{30}O_7$，ESI-MS (positive) *m/z* 393.3 [M + Na]$^+$，ESI-MS (negative) *m/z* 369.2 [M − H]$^-$。^{1}H-NMR (600 MHz,氘代甲醇）和 ^{13}C-NMR(150 MHz, 氘代甲醇）数据见表 2-25。

化合物 56 (6*S*, 7*E*, 9*R*)-9-羟基-4,7-巨豆二烯-3-酮 9-*O*-β-D-吡喃葡萄糖苷[121]：浅棕色固体；$[\alpha]_D^{20}$−141.0(*c* 0.1, MeOH)，CD(*c* 1.35×10^{-3} mol/L, MeOH)λ_{max}($\Delta\varepsilon$)244(−37.95) nm；分子式 $C_{19}H_{30}O_7$，ESI-MS (positive) *m/z* 393.3 [M+Na]$^+$，ESI-MS (negative) *m/z* 369.4 [M−H]$^-$。^{1}H-NMR(600 MHz, 氘代甲醇）和 ^{13}C-NMR(150 MHz, 氘代甲醇）数据见表 2-25。

化合物 57 byzantionoside B[120]：浅棕色无定形粉末；$[\alpha]_D^{20}$+15.0 (*c* 0.1, MeOH)，CD (*c* 1.35×10^{-3} mol/L, MeOH)λ_{max}($\Delta\varepsilon$)241(+10.36) nm；分子式 $C_{19}H_{32}O_7$，ESI-MS(positive) *m/z* 395.4[M+Na]$^+$，ESI-MS(negative) *m/z* 371.1 [M−H]$^-$。^{1}H-NMR(600 MHz, 氘代甲醇）和 ^{13}C-NMR(150 MHz, 氘代甲醇）数据见表 2-25，该化合物为首次从荚果蕨属植物中分离得到。

表 2-25　化合物 55~57 的核磁氢谱和碳谱数据

编号	55（氘代甲醇）		56（氘代甲醇）		57（氘代甲醇）	
	δ_C	δ_H（J in Hz）	δ_C	δ_H（J in Hz）	δ_C	δ_H（J in Hz）
1	38.0		38.0		38.1	
2	49.1	2.46 d（17.1） 2.08 d（17.1）	49.3	2.46 d（17.1） 2.08 d（17.1）	48.9	2.49 d（17.4） 2.00 d（17.4）
3	202.9		202.9		203.3	
4	127.0	5.91 s	126.9	5.91 s	126.2	5.83 s
5	166.8		166.9		171.0	
6	57.6	2.71 d（9.0）	57.6	2.70 d（9.4）	53.3	2.01 m
7	139.1	5.68 dd（15.3, 9.0）	139.2	5.67 dd（15.1, 9.4）	27.7	1.99 m, 1.54 m
8	129.7	5.81 dd（15.3, 6.6）	129.8	5.80 dd（15.1, 6.4）	38.7	1.70 m, 1.63 m
9	77.8	4.43 m	77.8	4.44 m	76.4	3.91 m
10	22.0	1.32 d（6.5）	22.0	1.33 d（6.4）	20.7	1.22 d（6.3）
11, 12	28.4 28.9	1.06 s, 1.04 s	28.9 28.3	1.06 s, 1.01 s	28.4 29.9	1.12 s, 1.04 s
13	24.6	1.97 s	24.8	1.99 s	25.8	2.08 s
1′	103.3	4.38 d（7.9）	103.3	4.37 d（7.9）	103.0	4.36 d（7.8）
2′	76.1		76.1		76.0	
3′	78.8	3.20~3.37 m	78.8	3.20~3.37 m	788	3.17~3.38 m
4′	72.4		72.3		727	
5′	79.0		78.8		79.0	
6′	63.5	3.85 dd（11.8, 2.4） 3.69 dd（11.8, 5.4）	63.6	3.84 dd（11.8, 2.3） 3.69 dd（11.8, 5.4）	63.8	3.89 dd（11.8, 1.4） 3.68 dd（11.8, 5.3）

化合物 58 isodonmegastigmane I[122]：浅棕色无定形粉末；$[\alpha]_D^{20}$ +14.0（c 0.05，MeOH），分子式 $C_{19}H_{30}O_7$，ESI-MS（positive）m/z 393.3［M+Na］+。1H-NMR（600 MHz，氘代甲醇）和13C-NMR（150 MHz，氘代甲醇）数据见表 2-26，该化合物为首次从莱果蕨属植物中分离得到。

化合物 59 9ξ-O-β-D-吡喃葡萄糖基-5-巨豆烯-4-酮[123]：淡黄色固体；$[\alpha]_D^{20}$ -72.0（c 0.1，MeOH），分子式 $C_{19}H_{32}O_7$，ESI-MS（positive）m/z 395.4［M+Na］+，ESI-MS（negative）m/z 371.1［M-H］-。1H-NMR（600 MHz，氘代甲醇）

和^{13}C-NMR（150 MHz,氘代甲醇）数据见表2-26，该化合物为首次从荚果蕨属植物中分离得到。

表 2-26   化合物 58、59 的核磁氢谱和碳谱数据

编号	58 （氘代甲醇）		59 （氘代甲醇）	
	δ_C	δ_H （J in Hz）	δ_C	δ_H （J in Hz）
1	37.5		38.5	
2	39.1	2.52 t （6.7）	39.3	1.85 t （6.7）
3	36.0	1.89 t （6.7）	35.9	2.48 t （6.7）
4	202.6		202.4	
5	131.6		132.5	
6	164.6		169.6	
7	128.4	6.34 d （16.3）	28.8	2.56 td （12.2, 5.2） 2.34 td （12.2, 5.2）
8	141.3	5.81 dd （16.3, 6.7）	38.1	1.70 m
9	78.1	4.54 m	76.7	4.00 m
10	21.8	1.39 d （6.4）	20.7	1.26 d （6.1）
11	14.5	1.82 s	12.6	1.79 s
12	28.5	1.22 s	28.1	1.23 s
13	28.5	1.21 s	28.0	1.23 s
1′	103.5	4.44 d （7.7）	103.1	4.38 d （7.8）
2′	76.1	3.24 m	76.1	3.20 dd （9.2, 7.8）
3′	78.8	3.27 m	79.1	3.39 t （8.7）
4′	72.3	3.36 m	72.7	3.31 d （6.9）
5′	78.9	3.40 m	78.8	3.30 m
6′	63.4	3.85 dd （11.8, 2.5） 3.71 dd （11.8, 5.3）	63.8	3.90 dd （11.8, 2.1） 3.70 dd （11.8, 5.5）

化合物 60 kankanoside P[124]：白色无定形粉末；$[\alpha]_D^{20}$ $-$107.0 （c 0.1，MeOH），分子式 $C_{16}H_{26}O_8$，ESI-MS （negative） m/z 345.1 [M $-$ H]$^-$。^{1}H-NMR （600 MHz,氘代甲醇） 和^{13}C-NMR（150 MHz，氘代甲醇）数据见表2-27，该化合物为首次从荚果蕨属植物中分离得到。

化合物 61 （3S, 6S)-6,7-二羟基-6,7-二氢芳樟醇 3-O-β-D-吡喃葡萄糖

苷[125]：浅棕色无定形粉末；$[\alpha]_D^{20}$ -52.0（c 0.1，MeOH），分子式 $C_{16}H_{28}O_7$，HR-ESI-MS m/z 333.1909 $[M+H]^+$（$C_{16}H_{29}O_7$ 理论值为 333.1913）。^{1}H-NMR（600 MHz，氘代甲醇）和 ^{13}C-NMR（150 MHz，氘代甲醇）数据见表 2-27，该化合物为首次从莱果蕨属植物中分离得到。

表 2-27 化合物 60、61 的核磁氢谱和碳谱数据

编号	60（氘代甲醇）		61（氘代甲醇）	
	δ_C	δ_H（J in Hz）	δ_C	δ_H（J in Hz）
1	173.4		113.4	5.22 dd (17.7, 1.0) 5.15 dd (11.1, 1.0)
2	119.7	5.71 s	143.8	6.06 dd (17.7, 11.1)
3	158.2		79.9	
4	42.1	2.24 m	36.4	1.97 td (13.0, 4.1) 1.64 td (13.0, 4.1)
5	27.6	2.29 m	24.8	1.90 m, 1.34 m
6	134.7	5.50 t (6.4)	78.8	3.24 m
7	129.6		72.5	
8	15.0	4.23 d (11.8) 4.09 d (11.8)	22.9	1.13 s
9	76.5	2.14 s	25.0	1.18 s
10	19.6	1.73 s	23.3	1.31 s
1′	103.3	4.27 d (7.9)	97.9	4.34 d (7.7)
2′	76.0	3.22 dd (9.2, 8.0)	73.8	3.14 m
3′	79.0	3.38 t (8.9)	76.8	3.33 m
4′	72.6	3.30 t (8.9)	70.5	3.25 m
5′	78.8	3.25 m	76.3	3.15 m
6′	63.7	3.89 dd (12.0, 2.3) 3.69 dd (12.0, 5.9)	61.3	3.81 dd (12.0, 2.4) 3.61 dd (12.0, 5.9)

化合物 62 肉桂酸[126]：白色无定形粉末；分子式 $C_9H_8O_2$，ESI-MS（negative）m/z 147.4 $[M-H]^-$。^{1}H-NMR（600 MHz，氘代甲醇）和 ^{13}C-NMR（150 MHz，氘代甲醇）数据见表 2-28，该化合物为首次从莱果蕨属植物中分离得到。

化合物 63 咖啡酸甲酯[127]：白色无定形粉末；分子式$C_{10}H_{10}O_4$，ESI-MS（positive）m/z 216.8[M+Na]$^+$，ESI-MS（negative）m/z 192.5 [M−H]$^-$。^{1}H-NMR（600 MHz，氘代甲醇）和^{13}C-NMR（150 MHz，氘代甲醇）数据见表2-28。

表 2-28 化合物 62、63 的核磁氢谱和碳谱数据

编号	62 （氘代甲醇）		63 （氘代甲醇）	
	δ_C	δ_H （J in Hz）	δ_C	δ_H （J in Hz）
1	136.9		128.5	
2	130.0	7.62 d （7.6, 2.1）	115.7	7.06 d （2.0）
3	132.1	7.42 m	147.7	
4	130.8	7.43 m	150.4	
5	132.1	7.42 m	116.0	6.81 d （8.2）
6	130.0	7.62 d （7.6, 2.1）	123.8	6.96 dd （8.2, 2.0）
7	146.6	7.67 d （15.9）	147.8	7.57 d （16.0）
8	121.1	6.52 d （15.9）	117.3	6.28 d （16.0）
9	171.3		170.6	
9-OCH$_3$			52.8	3.78 s

化合物 64 对羟基亚苄基丙酮[128]：白色无定形粉末；分子式 $C_{10}H_{10}O_2$，ESI-MS（positive）m/z 161.3 [M+H]$^+$，185.1 [M+Na]$^+$，ESI-MS（negative）m/z 160.9 [M−H]$^-$。^{1}H-NMR（600 MHz，氘代甲醇）和^{13}C-NMR（150 MHz，氘代甲醇）数据见表2-29，该化合物为首次从荚果蕨属植物中分离得到。

化合物 65 3,4-二羟基苯丙酮[129]：白色无定形粉末；分子式 $C_{10}H_{10}O_3$，ESI-MS（negative）m/z 176.8[M−H]$^-$。^{1}H-NMR（600 MHz，氘代甲醇）和^{13}C-NMR（150 MHz，氘代甲醇）数据见表2-29。

表 2-29 化合物 64、65 的核磁氢谱和碳谱数据

编号	64 （氘代甲醇）		65 （氘代甲醇）	
	δ_C	δ_H （J in Hz）	δ_C	δ_H （J in Hz）
1	128.0		128.6	
2	132.4	7.53 dd （8.6, 1.8）	116.1	7.11 d （2.1）
3	117.8	6.85 dd （8.6, 1.8）	147.8	
4	162.6		150.9	

编号	64 （氘代甲醇）		65 （氘代甲醇）	
	δ_C	δ_H （J in Hz）	δ_C	δ_H （J in Hz）
5	117.8	6.85 dd (8.6, 1.8)	117.4	6.82 d (8.1)
6	132.4	7.53 dd (8.6, 1.8)	124.4	7.03 dd (8.1, 2.1)
7	147.2	7.61 d (16.2)	147.7	7.56 d (16.2)
8	125.6	6.67 d (16.2)	125.6	6.58 d (16.2)
9	202.4		202.4	
10	27.9	2.38 s	27.9	2.37 s

化合物 66 2-O-β-D-吡喃葡萄糖基反式肉桂酸[130]：深棕色无定形粉末；$[\alpha]_D^{20}$ -88.0 （c 0.1，MeOH），分子式 $C_{15}H_{18}O_8$，ESI-MS（positive）m/z 348.7 $[M+Na]^+$，m/z 326.7 $[M+H]^+$。^{1}H-NMR（600 MHz，氘代甲醇）和^{13}C-NMR（150 MHz，氘代甲醇）数据见表 2-30，该化合物为首次从莱果蕨属植物中分离得到。

表 2-30 化合物 66 的核磁氢谱和碳谱数据

	66 （氘代甲醇）				
编号	δ_C	δ_H （J in Hz）	编号	δ_C	δ_H （J in Hz）
1	124.9		9	169.3	
2	156.4		1′	101.0	4.99 d (7.3)
3	116.0	7.17 d (7.8)	2′	74.2	3.31 m
4	131.8	7.33 t (7.8)	3′	77.8	3.29 m
5	122.8	7.01 t (7.8)	4′	70.6	3.19 m
6	128.7	7.65 d (7.8)	5′	78.1	3.33 m
7	137.9	7.81 d (15.5)	6′	61.7	3.67 m, 3.48 m
8	122.8	6.51 d (15.5)			

化合物 67 绿原酸[130]：淡绿色无定形粉末；$[\alpha]_D^{20}$ -15.0 （c 0.1，MeOH），分子式 $C_{16}H_{18}O_9$，HR-ESI-MS m/z 355.1045 $[M+H]^+$（$C_{16}H_{19}O_9$ 理论值为 355.1029）。^{1}H-NMR（600 MHz，氘代甲醇）和^{13}C-NMR（150 MHz，氘代甲醇）数据见表 2-31。

化合物 68 隐绿原酸[131]：绿色无定形粉末；$[\alpha]_D^{20}$ -60.0 （c 0.1，MeOH），分子式 $C_{16}H_{18}O_9$，HR-ESI-MS m/z 355.1045 $[M+H]^+$（$C_{16}H_{19}O_9$ 理论值为

355.1029)。^{1}H-NMR（600 MHz，氘代甲醇）和^{13}C-NMR（150 MHz，氘代甲醇）数据见表2-31。

化合物 69 新绿原酸[132]：黄绿色无定形粉末；$[\alpha]_D^{20}-35.0$（c 0.2，MeOH），分子式 $C_{16}H_{18}O_9$，HR-ESI-MS m/z 355.1039[M+H]$^+$（$C_{16}H_{19}O_9$ 理论值为 355.1029）。^{1}H-NMR（600 MHz，氘代甲醇）和^{13}C-NMR（150 MHz，氘代甲醇）数据见表2-31，该化合物为首次从荬果蕨属植物中分离得到。

表 2-31 化合物 67~69 的核磁氢谱和碳谱数据

编号	67（氘代甲醇）		68（氘代甲醇）		69（氘代甲醇）	
	δ_C	δ_H（J in Hz）	δ_C	δ_H（J in Hz）	δ_C	δ_H（J in Hz）
1	76.3		77.3		77.1	
2	42.2	2.11 m, 1.96 dd (12.8, 9.5)	39.4	2.18 m, 2.06 m	39.1	2.18 d (13.9) 2.05 d (13.9)
3	69.3	4.15 m	70.5	4.31 m	74.4	4.17 brs
4	75.5	3.66 m	80.1	4.82 m	72.8	3.73 dd (8.4, 2.7)
5	73.8	5.36 q (3.3)	66.6	4.29 m	72.2	5.34 m
6	37.6	2.20 m, 2.15 m	43.5	2.21 m, 2.03 m	39.7	2.23 d (11.7) 2.08 d (11.7)
7	179.5		176.5		178.1	
1′	128.8		128.6		128.6	
2′	116.0	7.05 d (2.0)	116.0	7.07 brs	116.1	7.05 d (1.6)
3′	147.7		147.6		147.9	
4′	150.3		150.4		150.4	
5′	117.3	6.77 d (8.2)	117.3	6.78 d (8.2)	117.3	6.78 d (8.0)
6′	123.7	6.94 dd (8.2, 2.0)	123.8	6.96 brd (8.2)	123.8	6.95 dd (8.0, 1.6)
7′	147.6	7.59 d (15.8)	148.0	7.63 d (16.0)	147.6	7.56 d (16.0)
8′	116.7	6.31 d (15.8)	116.2	6.37 d (16.0)	116.0	6.26 d (16.0)
9′	169.9		169.9		169.5	

化合物 70 4-O-咖啡莽草酸[133]：白色无定形粉末；$[\alpha]_D^{20}-120.0$（c 1.0，MeOH），分子式 $C_{16}H_{16}O_8$，ESI-MS（negative）m/z 334.6[M-H]$^-$。^{1}H-NMR（600 MHz,氘代 DMSO）和^{13}C-NMR（150 MHz，氘代 DMSO）数据见表2-32，该化合物为首次从荬果蕨属植物中分离得到。

表 2-32 化合物 70 的核磁氢谱和碳谱数据

编号	δ_C	δ_H (J in Hz)	编号	δ_C	δ_H (J in Hz)
		70（氘代 DMSO）			
1	131.5		2'	115.9	7.03 brs
2	137.0	6.58 s	3'	146.7	
3	64.5	4.41 brs	4'	149.6	
4	74.6	4.84 dd (7.2, 4.0)	5'	116.9	6.75 d (7.8)
5	64.8	4.00 dd (12.3, 4.9)	6'	122.1	6.98 brd (7.8)
6	32.4	2.52 overlapped 2.13 dd (18.1, 4.9)	7'	145.9	7.47 d (15.5)
7	169.5		8'	115.9	6.24 d (15.5)
1'	126.4		9'	167.4	

注：overlapped 为当前化学位移值下氢谱峰发生重叠。

化合物 71 3,4-二咖啡酰奎宁酸[134]：棕色无定形粉末；$[\alpha]_D^{20} - 120.0$（c 0.1，MeOH），分子式 $C_{25}H_{24}O_{12}$，ESI-MS（negative）m/z 515.1 [M−H]−。1H-NMR（600 MHz，氘代甲醇）和 13C-NMR（150 MHz，氘代甲醇）数据见表 2-33，该化合物为首次从莱果蕨属植物中分离得到。

化合物 72 3,5-二咖啡酰奎宁酸[134]：淡绿色无定形粉末；$[\alpha]_D^{20} - 220.0$（c 0.1，MeOH），分子式 $C_{25}H_{24}O_{12}$，ESI-MS（negative）m/z 515.4 [M−H]−。1H-NMR（600 MHz，氘代甲醇）和 13C-NMR（150 MHz，氘代甲醇）数据见表 2-33，该化合物为首次从莱果蕨属植物中分离得到。

化合物 73 4,5-二咖啡酰奎宁酸[134]：浅棕色无定形粉末；$[\alpha]_D^{20} - 209.0$（c 0.1，MeOH），分子式 $C_{25}H_{24}O_{12}$，ESI-MS（negative）m/z 515.2 [M−H]−。1H-NMR（600 MHz，氘代甲醇）和 13C-NMR（150 MHz，氘代甲醇）数据见表 2-33，该化合物为首次从莱果蕨属植物中分离得到。

表 2-33 化合物 71~73 的核磁氢谱和碳谱数据

编号	71（氘代甲醇）		72（氘代甲醇）		73（氘代甲醇）	
	δ_C	δ_H (J in Hz)	δ_C	δ_H (J in Hz)	δ_C	δ_H (J in Hz)
1	76.1		75.8		76.9	
2	38.1	2.14 ~ 2.36 m	37.0	2.20 ~ 2.36 m	39.2	2.14 ~ 2.35 m
3	71.0	5.67 m	73.6	5.46 m	70.2	5.35 brs

编号	71（氘代甲醇）		72（氘代甲醇）		73（氘代甲醇）	
	δ_C	δ_H (J in Hz)	δ_C	δ_H (J in Hz)	δ_C	δ_H (J in Hz)
4	77.0	5.06 m	71.7	4.01 m	76.6	4.40 m
5	67.0	4.36 m	73.0	5.43 m	69.8	5.67 m
6	42.4	2.14~2.36 m	38.7	2.20~2.36 m	40.2	2.14~2.35 m
7	177.0		176.5		176.6	
1', 1"	128.6		128.8 128.7		128.5	
2, 2"	116.1 116.0	7.06 7.05 d (1.5)	116.5 116.0	7.10 7.09 brs	116.0	7.04 7.05 d (2.0)
3', 3"	147.7		147.6		147.6	
4', 4"	150.5		150.3 150.4		150.5	
5', 5"	117.3	6.79, 6.76 d (8.2)	117.3	6.82, 6.80 d (7.2)	117.3	6.78, 6.76 d (8.0)
6', 6"	124.1 124.0	6.95 dd (8.2, 1.5)	123.9	7.01 7.00 dd (7.2, 1.9)	124.0	6.95 6.93 dd (8.0, 2.0)
7', 7"	148.2	7.59, 7.58 d (15.9)	147.9 148.1	7.65, 7.61 d (15.8)	148.4 148.6	7.63 7.55 d (15.9)
8', 8"	115.8	6.31, 6.29 d (15.9)	116.0	6.39 6.30 d (15.8)	115.5 115.6	6.32 6.22 d (15.9)
9', 9"	169.4		169.8 169.3		169.1 169.4	

化合物 74 3,4-二咖啡酰奎宁酸甲酯[134]：浅棕色无定形粉末；$[\alpha]_D^{20}$ -164.0（c 0.13，MeOH），分子式 $C_{26}H_{26}O_{12}$，ESI-MS（positive）m/z 531.2[M+H]$^+$，m/z 553.1[M+Na]$^+$，ESI-MS（negative）m/z 529.0[M-H]$^-$。^{1}H-NMR（600 MHz，氘代甲醇）和^{13}C-NMR（150 MHz，氘代甲醇）数据见表2-34，该化合物为首次从萤果蕨属植物中分离得到。

化合物 75 3,5-二咖啡酰奎宁酸甲酯[134]：棕色无定形粉末；$[\alpha]_D^{20}$ -164.0（c 0.1，MeOH），分子式 $C_{26}H_{26}O_{12}$，ESI-MS（positive）m/z 531.3[M+H]$^+$，m/z 553.2[M+Na]$^+$，ESI-MS（negative）m/z 529.0[M-H]$^-$。^{1}H-NMR（600 MHz，

（氘代甲醇）和[13]C-NMR（150 MHz，氘代甲醇）数据见表2-34，该化合物为首次从荚果蕨属植物中分离得到。

化合物76 4,5-二咖啡酰奎宁酸甲酯[134]：棕色无定形粉末；$[\alpha]_D^{20}$ -223.0（c 0.1，MeOH），分子式 $C_{26}H_{26}O_{12}$，ESI-MS（positive）m/z 553.3 [M+H]+，ESI-MS（negative）m/z 529.3 [M-H]-。^{1}H-NMR（600 MHz，氘代甲醇）和[13]C-NMR（150 MHz，氘代甲醇）数据见表2-34，该化合物为首次从荚果蕨属植物中分离得到。

表 2-34 化合物 74~76 的核磁氢谱和碳谱数据

编号	74（氘代甲醇）		75（氘代甲醇）		76（氘代甲醇）	
	δ_C	δ_H（J in Hz）	δ_C	δ_H（J in Hz）	δ_C	δ_H（J in Hz）
1	76.0		75.5		74.7	
2	37.7	2.14 ~ 2.39 m	36.5	2.37 dd（13.4，3.7） 2.19 dd（13.4，9.2）	38.2	2.21 ~ 2.36 m
3	70.7	5.65 m	72.8	5.35 brs	68.9	4.38 m
4	76.5	5.07 m	70.5	4.02 dd（7.7，3.5）	75.6	5.14 m
5	66.9	4.35 m	73.0	5.43 dd（7.7，3.5）	68.4	5.57 m
6	42.2	2.14 ~ 2.39 m	37.5	2.34 dd（13.9，7.7） 2.22 dd（13.9，3.5）	38.2	2.21 ~ 2.36 m
7	177.0		176.5		175.0	
7-OCH$_3$	53.8	3.79 s	53.9	3.72 s	53.0	3.75 s
1′，1″	128.6 128.5		128.5 128.7		127.4 127.5	
2，2″	116.0 115.9	7.06 7.05 d（2.0）	116.0	7.10，7.09 overlapped	115.0	7.06，7.04 d（2.1）
3′，3″	147.7		147.6 147.7		146.6	
4′，4″	150.5		150.4 150.6		149.6	
5′，5″	117.3	6.79，6.77 d（8.0）	117.3 117.4	6.82 d（8.0）	116.7	6.79 6.78 d（8.0）

续表 2-34

编号	74（氘代甲醇）		75（氘代甲醇）		76（氘代甲醇）	
	δ_C	δ_H（J in Hz）	δ_C	δ_H（J in Hz）	δ_C	δ_H（J in Hz）
6′, 6″	124.1 124.0	6.94 6.91 d (8.0, 2.0)	123.9	7.00 6.99 dd (8.0, 2.0)	123.0	6.96 6.95 dd (8.0, 2.1)
7′, 7″	148.2	7.60 7.58 d (15.9)	148.0 148.3	7.65 7.58 d (15.9)	147.5 147.6	7.63 7.54 d (15.9)
8′, 8″	115.8 115.7	6.31, 6.28 d (15.9)	115.7 116.3	6.38 6.25 d (15.9)	114.4 114.6	6.33 6.20 d (15.9)
9′, 9″	169.4 169.3		169.6 168.8		167.7 168.3	

注：overlapped 为当前化学位移值下氢谱峰发生重叠。

化合物 77 银松素-3-O-β-D-吡喃葡萄糖苷[135]：白色无定形粉末； $[\alpha]_D^{20}$ -77.0（c 0.1, MeOH）, 分子式 $C_{20}H_{22}O_7$, ESI-MS（positive） m/z 397.2[M+Na]$^+$, ESI-MS（negative） m/z 372.9[M−H]$^-$。^{1}H-NMR（600 MHz, 氘代甲醇）和^{13}C-NMR（150 MHz, 氘代甲醇）数据见表 2-35。

化合物 78 （E）-虎杖苷[136]：白色无定形粉末； $[\alpha]_D^{20}$ - 154.0（c 0.1, MeOH）, 分子式 $C_{20}H_{22}O_8$, ESI-MS（positive） m/z 413.4[M+Na]$^+$, ESI-MS （negative） m/z 389.0 [M−H]$^-$。^{1}H-NMR（600 MHz, 氘代丙酮）和^{13}C-NMR（150 MHz, 氘代丙酮）数据见表 2-35。

表 2-35 化合物 77、78 的核磁氢谱和碳谱数据

编号	77（氘代甲醇）		78（氘代丙酮）	
	δ_C	δ_H（J in Hz）	δ_C	δ_H（J in Hz）
1	141.7		142.3	
2	108.2	6.70 brs	107.2	6.56 brs
3	161.3		161.3	
4	105.5	6.88 brs	104.9	6.48 brs
5	160.5		160.4	
6	109.5	6.53 t (2.1)	109.2	6.82 brs
α	130.9	7.15 d (16.1)	126.7	7.05 d (16.3)

编号	77（氘代甲醇）		78（氘代丙酮）	
	δ_C	δ_H （J in Hz）	δ_C	δ_H （J in Hz）
α'	130.4	7.09 d （16.1）	130.3	6.88 d （16.3）
1'	139.5		130.8	
2', 6'	128.4	7.54 d （7.5）	129.8	7.40 d （8.2）
3', 5'	130.5	7.35 t （7.5）	117.3	6.80 d （8.2）
4'	129.5	7.25 t （7.5）	159.4	
1"	103.2	4.94 d （7.5）	103.2	4.93 d （7.5）
2"	75.7		75.8	
3"	78.8	3.44~3.52 m	78.9	3.42~3.76 m
4"	72.3		72.3	
6"	63.4	3.75 dd （12.1, 2.3） 3.97 dd （12.1, 5.6）	63.4	3.96 dd （11.8, 2.3） 3.75 dd （11.8, 5.6）

化合物 79 3,5-二羟基二苯乙烯-3-O-新橙皮苷[135]：白色无定形粉末；$[\alpha]_D^{20}$ -154.0（c 0.1，MeOH），分子式 $C_{26}H_{32}O_{11}$，ESI-MS（positive）m/z 543.2 [M+ Na]$^+$，ESI-MS（negative）m/z 518.9 [M-H]$^-$。^{1}H-NMR（600 MHz，氘代丙酮）和 ^{13}C-NMR（150 MHz，氘代丙酮）数据（表 2-36），该化合物为首次从荚果蕨属中分离得到。

表 2-36　化合物 **79** 的核磁氢谱和碳谱数据

		79（氘代丙酮）			
编号	δ_C	δ_H （J in Hz）	编号	δ_C	δ_H （J in Hz）
1	141.2		1"	101.3	5.04 d （7.5）
2	130.1	6.97 brs	2"	78.1	3.72 m
3	161.0		3"	78.5	3.59 m
4	105.0		4"	72.5	3.50 m
5	160.3		5"	80.0	3.76 m
6	109.8	6.75 brs	6"	63.4	3.96 m, 3.74 m
α	130.1	7.14 d （17.0）	1"'	102.1	5.42 m
α'	130.7	7.24 d （17.0）	2"'	73.1	3.69 dd （9.3, 3.3）

编号	δ_C	δ_H (J in Hz)	编号	δ_C	δ_H (J in Hz)
1′	139.1		3‴	72.7	3.96 m
2′, 6′	128.2	7.61 d (7.4)	4‴	74.7	3.47 d (9.3)
3′, 5′	130.3	7.39 d (7.4)	5‴	69.9	4.22 m
4′	129.2	7.29 t (7.4)	6‴	19.1	1.36 d (6.3)

化合物 80 gaylussacin[68]：白色无定形粉末；$[\alpha]_D^{20}$-153.0(c 0.1，MeOH)，分子式 $C_{21}H_{22}O_9$，ESI-MS(negative) m/z 416.8[M-H]⁻。¹H-NMR(600 MHz，氘代甲醇) 和 ¹³C-NMR(150 MHz，氘代甲醇) 数据见表 2-37。

化合物 81 matteucen J[69]：白色无定形粉末；$[\alpha]_D^{20}$-98.0 (c 0.1，MeOH)，分子式 $C_{21}H_{24}O_9$，ESI-MS (negative) m/z 419.1[M-H]⁻。¹H-NMR(600 MHz，氘代甲醇) 和 ¹³C-NMR(150 MHz，氘代甲醇) 数据见表 2-37。

表 2-37 化合物 80、81 的核磁氢谱和碳谱数据

编号	80（氘代甲醇）		81（氘代甲醇）	
	δ_C	δ_H (J in Hz)	δ_C	δ_H (J in Hz)
1	145.1		149.6	
2	108.5		111.5	
3	166.4		166.6	
4	105.2	6.58 d (2.5)	103.9	6.42 brs
5	163.8		162.9	
6	109.7	6.90 d (2.5)	112.7	6.48 brs
α	131.7	7.88 d (15.9)	40.5	3.36 m, 3.27 m
α′	133.0	6.94 d (15.9)	40.2	2.90 m
1′	139.9		144.7	
2′, 6′	128.6	7.51 d (7.2)	130.1	7.27 m
3′, 5′	130.5	7.34 t (7.2)	130.5	7.25 m
4′	129.6	7.24 t (7.2)	127.6	7.15 m
1″	102.4	5.02 d (7.4)	102.4	4.88 overlapped
2″	75.7	3.38~3.53 m	75.7	3.47 m
3″	78.8		78.8	3.49 m

编号	80 （氘代甲醇）		81 （氘代甲醇）	
	δ_C	δ_H （J in Hz）	δ_C	δ_H （J in Hz）
4″	72.2		72.1	3.42 m，3.45 m
6″	63.4	3.92 brd （12.1） 3.73 dd （12.1，5.0）	63.3	3.92 brd （12.1） 3.73 dd （12.1，5.0）
2-COOH	175.0		174.5	

注：overlapped 为当前化学位移值下氢谱峰发生重叠。

化合物 82 （-）-松脂醇[137]：深棕色固体；$[\alpha]_D^{20}$-42.0 （c 0.05，MeOH），分子式 $C_{20}H_{22}O_6$，ESI-MS（positive） m/z 381.1[M+Na]$^+$，ESI-MS（negative） m/z 356.8[M-H]$^-$。^{1}H-NMR（600 MHz，氘代甲醇）和^{13}C-NMR（150 MHz，氘代甲醇）数据见表 2-38，该化合物为首次从荚果蕨属植物中分离得到。

表 2-38 化合物 82 的核磁氢谱和碳谱数据

82 （氘代甲醇）		
编号	δ_C	δ_H （J in Hz）
1/1′	134.7	
2/2′	111.9	6.98 d （2.0）
3/3′	150.0	
4/4′	148.2	
5/5′	116.9	6.80 d （8.0）
6/6′	120.9	6.84 dd （8.0，2.0）
7/7′	88.4	4.74 d （4.4）
8/8′	57.3	3.17 m
9/9′	73.5	α-H 4.26 m，β-H 3.87 m
3/3′-OCH$_3$	56.2	3.89 s

化合物 83 （-）-松脂醇 4-O-β-D-葡萄糖苷[138]：白色无定形粉末；$[\alpha]_D^{20}$ -55.0 （c 0.2，MeOH），分子式 $C_{26}H_{32}O_{11}$，ESI-MS（positive） m/z 543.2[M + Na]$^+$，ESI-MS（negative） m/z 518.9[M-H]$^-$。^{1}H-NMR（600 MHz，氘代 DMSO）和^{13}C-NMR（150 MHz，氘代 DMSO）数据见表 2-39，该化合物为首次从荚果蕨属植物中分离得到。

表 2-39   化合物 83 的核磁氢谱和碳谱数据

编号	δ_C	δ_H (J in Hz)	编号	δ_C	δ_H (J in Hz)
			83 （氘代 DMSO）		
1	136.1		4'	146.8	
2	113.4	6.99 d (1.6)	5'	116.1	6.76 d (8.2)
3	149.9		6'	119.1	6.79 dd (8.2, 1.8)
4	146.9		7'	86.1	4.71 d (2.5)
5	116.1	6.89 d (8.4)	8'	54.5	3.08 m
6	119.6	7.08 dd (8.4, 1.6)	9'	71.8	α-H 4.17 m β-H 3.79 m
7	85.8	3.08 m	3'-OCH$_3$	56.5	3.80 s
8	54.6	3.08 m	1″	101.0	4.91 d (7.6)
9	72.0	α-H 4.17 m β-H 3.79 m	2″	74.1	
3-OCH$_3$	56.6	3.81 s	3″	77.8	3.18~3.33 m
1'	133.1		4″	70.6	
2'	111.4	6.93 d (1.8)	5″	78.0	
3'	148.4		6″	61.6	3.70 d (11.8) 3.48 d (11.1, 5.2)

化合物 85 原儿茶酸甲酯[139]：深棕色无定形粉末；分子式 $C_8H_8O_4$，ESI-MS（negative） m/z 166.8 [M－H]⁻。¹H-NMR（600 MHz，氘代甲醇）和 ¹³C-NMR（150 MHz，氘代甲醇）数据见表 2-40，该化合物为首次从荬果蕨属植物中分离得到。

化合物 86 甲基熊果苷[140]：深棕色无定形粉末；$[\alpha]_D^{20}$－66.0（c 0.1，MeOH），分子式 $C_{13}H_{18}O_7$，HR-ESI-MS m/z 309.0949 [M＋H]⁺（$C_{13}H_{18}O_7Na$ 理论值为 309.0950）。¹H-NMR（600 MHz，氘代甲醇）和 ¹³C-NMR（150 MHz，氘代甲醇）数据见表 2-40，该化合物为首次从荬果蕨属植物中分离得到。

化合物 87 2-甲氧基苯基-β-D-吡喃葡萄糖苷[141]：深棕色无定形粉末；$[\alpha]_D^{20}$－175.0（c 0.1，MeOH），分子式 $C_{13}H_{18}O_7$，HR-ESI-MS m/z 309.0952 [M＋H]⁺（$C_{13}H_{18}O_7Na$ 理论值为 309.0950）。¹H-NMR（600 MHz，氘代吡啶）和 ¹³C-NMR（150 MHz，氘代吡啶）数据见表 2-40，该化合物为首次从荬果蕨属植物中分离得到。

表 2-40　化合物 85~87 的核磁氢谱和碳谱数据

编号	85（氘代甲醇）		86（氘代甲醇）		87（氘代吡啶）	
	δ_C	δ_H（J in Hz）	δ_C	δ_H（J in Hz）	δ_C	δ_H（J in Hz）
1	118.2		154.1		150.1	
2	123.4	7.45 brs	120.1	6.99 d（9.2）	148.0	
3	147.1		116.3	6.77 d（9.2）	113.1	6.95 m
4	152.7		157.5		122.3	6.98 m
5	116.7	6.82 d（9.1）	116.3	6.77 d（9.2）	121.4	6.92 m
6	124.5	7.44 dd（9.1, 1.7）	120.1	6.99 d（9.2）	116.4	7.59 d（8.0）
7	169.7					
7-OCH$_3$	53.1	3.86 s				
2-OCH$_3$					55.8	3.68 s
4-OCH$_3$			56.9	3.75 s		
1′			104.3	4.77 d（7.5）	102.2	5.68 d（7.9）
2′			75.8		74.8	
3′			79.0	3.36~3.44 m	78.8	4.11~4.53 m
4′			72.3		71.2	
5′			78.9		78.5	
6′			63.4	3.87 d（12.2, 1.5） 3.70 m	62.3	

化合物 88 3,4-二甲氧基苯基-O-β-D-吡喃葡萄糖苷[142]：深棕色无定形粉末；$[\alpha]_D^{20}$ − 194.0（c 0.05，MeOH），分子式 $C_{14}H_{20}O_8$，ESI-MS（positive）m/z 339.4 [M+Na]$^+$。^{1}H-NMR（600 MHz，氘代甲醇）和^{13}C-NMR（150 MHz，氘代甲醇）数据见表 2-41，该化合物为首次从莱果蕨属植物中分离得到。

化合物 89 2,4-二甲氧基苯基-O-β-D-吡喃葡萄糖苷[143]：棕色无定形粉末；$[\alpha]_D^{20}$ − 48.0（c 0.05，MeOH），分子式 $C_{14}H_{20}O_8$，HR-ESI-MS m/z 339.1052 [M+Na]$^+$（$C_{14}H_{20}O_8Na$ 理论值为 339.1056）。^{1}H-NMR（600 MHz，氘代甲醇）和^{13}C-NMR（150 MHz，氘代甲醇）数据见表 2-41，该化合物为首次从莱果蕨属植物中分离得到。

表 2-41 化合物 88、89 的核磁氢谱和碳谱数据

编号	88（氘代甲醇）		89（氘代甲醇）	
	δ_C	δ_H (J in Hz)	δ_C	δ_H (J in Hz)
1	146.9		142.9	
2	104.9	6.85 d (2.6)	152.9	
3	154.8		102.3	6.58 d (2.9)
4	152.0		158.4	
5	110.1	6.88 d (8.6)	106.2	6.44 dd (9.0, 2.9)
6	114.7	6.70 dd (8.6, 2.6)	120.8	7.11 d (9.0)
2-OCH₃			57.5	3.84 s
3-OCH₃	57.2	3.81 s		
4-OCH₃	58.0	3.84 s	56.9	3.75 s
1′	104.3	4.81 d (6.8)	104.9	4.74 d (7.3)
2′	75.8		75.9	3.45 m
3′	78.9	3.34~3.48 m	78.7	3.43 m
4′	72.4		72.2	3.38 m
5′	79.1		79.0	3.34 m
6′	63.5	3.93 dd (3.9, 2.1) 3.72 dd (11.6, 5.9)	63.4	3.86 dd (12.0, 2.1) 3.69 dd (12.0, 5.3)

化合物 90 金丝桃苷[144]：棕色固体；$[\alpha]_D^{20}$ -122.0(c 0.1，MeOH)，分子式 $C_{13}H_{18}O_8$，ESI-MS(negative) m/z 602.7[2M-H]⁻。¹H-NMR(600 MHz，氘代甲醇) 和¹³C-NMR(150 MHz，氘代甲醇) 数据见表 2-42，该化合物为首次从荚果蕨属植物中分离得到。

化合物 91 异金丝桃苷[144]：深棕色无定形粉末；$[\alpha]_D^{20}$ - 158.0 (c 0.1，MeOH)，分子式 $C_{13}H_{18}O_8$，ESI-MS (positive) m/z 303.4 [M + H]⁺，ESI-MS (negative) m/z 602.8 [2M-H]⁻。¹H-NMR(600 MHz，氘代甲醇) 和¹³C-NMR(150 MHz，氘代甲醇) 数据见表 2-42，该化合物为首次从荚果蕨属植物中分离得到。

表 2-42 化合物 90、91 的核磁氢谱和碳谱数据

编号	90（氘代甲醇）		91（氘代甲醇）	
	δ_C	δ_H (J in Hz)	δ_C	δ_H (J in Hz)
1	142.3		155.8	

编号	90（氘代甲醇）		91（氘代甲醇）	
	δ_C	δ_H（J in Hz）	δ_C	δ_H（J in Hz）
2	148.8		105.2	6.50 d（2.6）
3	103.4	6.72 d（3.0）	152.9	
4	151.7		141.9	
5	108.9	6.69 d（8.6）	121.4	7.05 d（8.8）
6	116.1	6.49 dd（8.6, 3.0）	108.4	6.33 dd（8.8, 2.6）
2-OCH₃	56.4	3.77 s		
3-OCH₃			57.4	3.72 s
1′	102.7	4.70 d（8.0）	102.7	4.73 d（7.8）
2′	74.3		75.9	
3′	77.7		79.0	
4′	70.9	3.74～3.14 m	72.2	3.47～3.35 m
5′	78.0		78.7	
6′	61.8		63.4	3.89 dd（12.0, 2.1） 3.72 dd（12.0, 5.4）

化合物 92（3R）-thunberginol C[145]：白色无定形粉末；$[\alpha]_D^{20}-150.0$（c 0.05, MeOH），CD（c 1.69×10⁻³ mol/L, MeOH）λ_{max}（$\Delta\varepsilon$）281（+2.19）nm，329（−0.87）nm；分子式 $C_{15}H_{12}O_5$，ESI-MS（positive）m/z 295.0 [M+Na]⁺，ESI-MS（negative）m/z 270.6 [M−H]⁻。¹H-NMR（600 MHz，氘代 DMSO）和¹³C-NMR（150 MHz，氘代 DMSO）数据见表 2-43。

表 2-43 化合物 92 的核磁氢谱和碳谱数据

	92（氘代 DMSO）				
编号	δ_C	δ_H（J in Hz）	编号	δ_C	δ_H（J in Hz）
1	172.7		8a	102.5	
3	82.9	5.50 dd（12.2, 3.3）	1′	131.6	
4	36.8	3.28 dd（16.4, 12.2） 3.04 dd（16.4, 12.2）	2′	130.0	7.34 dd（8.5, 2.5）
4a	144.6		3′	117.2	6.85 dd（8.5, 2.5）
5	108.8	6.28 overlapped	4′	160.0	
6	167.2		5′	117.2	6.85 dd（8.5, 2.5）
7	103.1	6.26 d（1.7）	6′	130.0	7.34 dd（8.5, 2.5）
8	166.6				

注：overlapped 为当前化学位移值下氢谱峰发生重叠。

化合物 93 吲哚-3-甲醛[146]：棕色无定形粉末；分子式 C_9H_7NO，ESI-MS（positive） m/z 167.7 $[M+Na]^+$，ESI-MS（negative） m/z 143.5 $[M-H]^-$。^{1}H-NMR（600 MHz，氘代甲醇）和[13]C-NMR（150 MHz，氘代甲醇）数据见表 2-44，该化合物为首次从萎果蕨属植物中分离得到。

化合物 94 leptosphaerin[147]：白色无定形粉末；$[\alpha]_D^{20}$ - 109.0（c 0.2，MeOH），分子式 $C_8H_{11}NO_5$，HR-ESI-MS m/z 202.0717 $[M+H]^+$（$C_8H_{12}NO_5$ 理论值为 202.0715）。^{1}H-NMR（600 MHz，氘代甲醇）和[13]C-NMR（150 MHz，氘代甲醇）数据见表 2-44，该化合物为首次从萎果蕨属植物中分离得到。

表 2-44　化合物 93、94 的核磁氢谱和碳谱数据

编号	93（氘代甲醇）		94（氘代 DMSO）	
	δ_C	δ_H（J in Hz）	δ_C	δ_H（J in Hz）
1			173.2	
2	140.5	8.13 s	129.1	
3	121.0		130.1	7.59 d（1.9）
4	124.5	8.19 d（7.7）	83.8	5.16 dd（5.2, 1.9）
5	123.3	7.31 td（7.7, 1.2）	74.4	3.81 q（4.8）
6	125.9	7.27 td（7.7, 1.2）	65.0	3.70 d（5.2）
7	114.0	7.51 d（7.7）	171.6	
8	126.6		23.9	2.16 s
9	139.8			
3-CHO	188.3	9.92 s		

3 单体化合物的药理活性研究

3.1 单体化合物的 α-葡萄糖苷酶抑制作用研究

进餐后，存在于小肠黏膜刷状缘上的 α-葡萄糖苷酶会将食物中的碳水化合物水解为葡萄糖，葡萄糖被吸收进入血循环进而升高血糖，因此，α-葡萄糖苷酶是控制餐后血糖的主要靶酶之一。α-葡萄糖苷酶抑制剂能够可逆性地抑制小肠 α-葡萄糖苷酶，减少碳水化合物的水解，延缓葡萄糖的生成和吸收，进而下调餐后血糖水平，是控制餐后血糖的对症治疗药物[148]。本书采用 α-葡萄糖苷酶体外活性筛选体系考察各单体化合物的降糖作用，并通过模拟分子对接实验考察活性化合物与 α-葡萄糖苷酶的结合度，为初步的构效关系研究奠定基础。

3.1.1 实验方法及结果[152]

对从中华萎果蕨根茎 60% 乙醇提取物大孔树脂 30% 乙醇、50% 乙醇和 95% 乙醇洗脱部位中分离得到的 87 个单体化合物（**1~9**、**11~45**、**48~52**、**55~60**、**62~86**、**88~94**）进行 α-葡萄糖苷酶的抑制活性筛选，选择 α-葡萄糖苷酶抑制剂阿卡波糖（acarbose）作为阳性药。测试结果表明，化合物 **20~25**、**49**、**71**、**74~76** 对 α-葡萄糖苷酶显示出明显强于阳性药的抑制作用，化合物 **27**、**35**、**92** 对 α-葡萄糖苷酶显示出与阳性药相当的抑制作用，其余化合物没有表现出明显活性，未做复筛。活性结果详见表 3-1。

表 3-1 α-葡萄糖苷酶抑制活性筛选结果

化合物编号	$IC_{50}/\mu mol \cdot L^{-1}$	化合物编号	$IC_{50}/\mu mol \cdot L^{-1}$	化合物编号	$IC_{50}/\mu mol \cdot L^{-1}$
20	44.1 ± 0.4	**25**	12.4 ± 2.7	**74**	55.5 ± 1.7
21	28.0 ± 3.6	**27**	126.1 ± 1.4	**75**	58.1 ± 1.8
22	37.6 ± 2.7	**35**	189.7 ± 1.6	**76**	49.3 ± 2.4
23	69.7 ± 7.9	**49**	34.5 ± 1.4	**92**	180.3 ± 1.8
24	43.6 ± 4.0	**71**	34.5 ± 2.3	阿卡波糖	172.3 ± 14.7

对活性结果进行分析，发现黄酮类和绿原酸类化合物能发挥较好的 α-葡萄糖苷酶抑制作用。对于黄酮类化合物，所有的活性黄酮类化合物都含有 7-OH，而所有的 7-O-葡萄糖苷及其衍药理活性较弱或消失，提示 7 位羟基可能是黄酮类化合物发挥 α-葡萄糖苷酶的抑制活性的关键基团，糖基化后可能增加了化合物的空间位阻，从而使黄酮类化合物与 α-葡萄糖苷酶的结合作用减弱。化合物 **20~25** 在 A 环中含有 6-甲基和 8-甲基，在 B 环中含有羟基或甲氧基，其活性强于其他苷元（如化合物 **1**、**19**、**26**、**27**），提示黄酮 B 环的羟基化或甲氧基化以及 C-6 和 C-8 的同时甲基化可能有助于其发挥抑制活性。化合物 **25** 在 B 环上有两个羟基，表现出最强的 α-葡萄糖苷酶抑制活性。化合物 **23** 和化合物 **24** 在 B 环上同时含有羟基和甲氧基，其活性低于化合物 **25**。对于含单氧取代 B 环的化合物 **20~22**，含甲氧基的化合物 **21** 比含羟基的化合物 **20** 和化合物 **22** 具有更高的抑制活性。基于以上结果，推测 B 环上的单羟基甲基化有利于提高化合物和 α-葡萄糖苷酶的结合稳定性，进一步提高其抑制能力，而二氧取代的 B 环上的羟基甲基化会增加其空间位阻，其中 2,5-二取代模式的位阻更大（如化合物 **23**）。

3.1.2   化合物 **20~25** 与 α-葡萄糖苷酶模拟分子对接实验

应用分子对接软件，将化合物 **20~25** 与 α-葡萄糖苷酶进行模拟分子对接实验[153]。根据分子对接的结果，提取了与蛋白晶体结合最稳定的化合物构象的"-CDOCKER INTERACTION ENERGY"能量打分，其结果见表 3-2。

表 3-2   化合物 **20~25** 的分子性质和对接分数 （PDB Code：2AJ4）

化合物编号	分子式	分子量	Cdocker 能量	Cdocker 相互作用能
20	$C_{17}H_{16}O_5$	300	30.6387	40.0791
21	$C_{18}H_{18}O_5$	314	16.367	52.3605
22	$C_{17}H_{16}O_5$	300	30.5442	37.9049
23	$C_{18}H_{18}O_6$	330	30.5147	40.0659
24	$C_{18}H_{18}O_6$	330	34.0141	42.1667
25	$C_{17}H_{16}O_6$	316	37.5396	42.6137

为了更深入地了解化合物 **20~25** 与 α-葡萄糖苷酶的结合稳定性，选取状态稳定、能量打分函数较高的复合体进行结合模式分析。如图 3-1 所示，化合物 **25** 中 B 环的 3′,4′-二羟基与位于结合袋底部的 Asn-95 和 Ser-170 的侧链形成氢键。

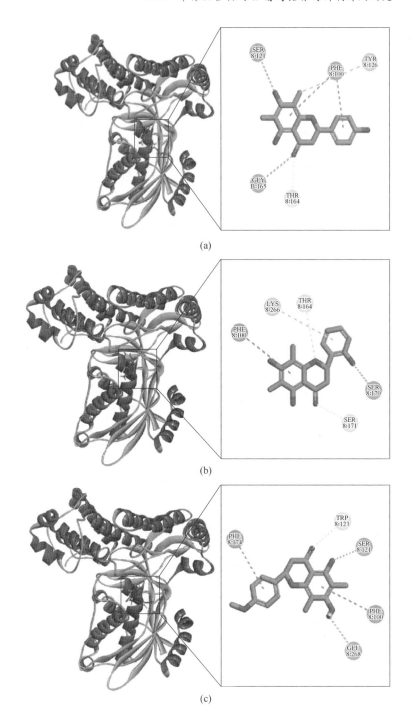

(a)

(b)

(c)

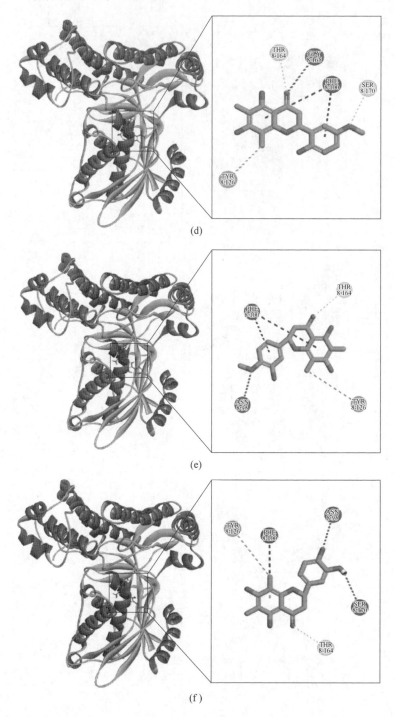

图 3-1　化合物 **20~25** 与 α-葡萄糖苷酶关键残基的结合模式

（a）化合物 **20**；（b）化合物 **21**；（c）化合物 **22**；（d）化合物 **23**；（e）化合物 **24**；（f）化合物 **25**

化合物 **25** 的 A 环与 Phe-100 的侧链之间存在一个 π-π 相互作用，A 环的 5,7-二羟基朝向溶剂极化表面，进一步稳定了复合物。上述相互作用表明，化合物 **25** 与 α-葡萄糖苷酶有较高的亲和力。化合物 **20~25** 的 A 环和 B 环与 Phe-100 形成 π-π 相互作用，另外化合物 **22** 的 B 环和 Phe-174 之间形成 π-π 相互作用。化合物 **20** 的 7-羟基和 Ser-121、羰基和 Gly-165 之间形成两个氢键相互作用；化合物 **22** 的 5-羟基和 Ser-121、7-羟基和 Glu-268 之间形成两个氢键相互作用；化合物 **21** 的 2′-羟基和 Ser-170、化合物 **23** 的羰基和 Gly-165、化合物 **24** 的甲氧基和 Asn-95 之间分别形成一个氢键相互作用。A 环和 B 环的 π-π 相互作用以及取代的羟基的氢键相互作用，表明化合物 **20~25** 可以与 α-葡萄糖苷酶形成稳定构象。

3.2　单体化合物的抗氧化活性研究

大量研究表明，很多疾病的发生都与自由基引起的氧化损伤密切相关，如癌症、糖尿病、心脑血管疾病、动脉粥样硬化等[149]。人工合成的抗氧化剂虽然作用效果显著，但其安全性却一直是公众担心的问题。据报道，人工合成的 TBHQ、BHT、BHA、AO2246 可引起多种毒性反应，BHA 甚至在可食用剂量范围内就可干扰雌激素的分泌[150]。天然抗氧化剂相比于合成抗氧化剂具有抗氧化活性高、成本低等优势，开发应用天然抗氧化剂已经成为当今的研究热点之一。

本书通过三种化学抗氧化方法（ABTS、DPPH、ORAC 法）进行抗氧化性评价，以目前广泛使用的抗氧化剂 V_C 作为阳性对照，考察中华荬果蕨中分离得到的部分单体化合物的抗氧化能力。

3.2.1　ABTS·⁺自由基清除能力测定[154]

对从中华荬果蕨根茎 60%乙醇提取物大孔树脂 30%乙醇、50%乙醇、95%乙醇洗脱部位中分离得到的 87 个单体化合物（**1~9、11~45、48~52、55~60、62~86、88~94**）和阳性药（V_C）进行 ABTS·⁺自由基清除能力筛选。测试结果表明，有 71 个化合物显示不同程度的清除 ABTS·⁺自由基的活性，其中化合物 **3、15、20、22~25、32、35、37、38、41、43~45、48、67~69、71~76、78、79、83、92** 表现出比 V_C 更强或相当的 ABTS·⁺自由基清除能力；其余化合物没有表现出明显活性，未做复筛。通过对活性结果的综合分析，发现进行测试的化合物中，黄酮类和绿原酸类化合物多显示很好的活性，其结构中都含有多个酚羟基。对于黄酮类化合物，当 B 环无酚羟基取代时，其抑制活性较弱（如化合物 **1**、**2**、**28**、**33**、**34**、**40**）。对于其他多酚类化合物，当酚羟基连接强吸电子基如羰基时，ABTS · ⁺ 自由基清除率显著下降或消失（如化合物 **80**、**81**、**84**、**85**）。活性结果详见表 3-3。

表 3-3　ABTS · ⁺ 自由基清除能力筛选结果

化合物编号	IC_{50} /$\mu mol \cdot L^{-1}$	化合物编号	IC_{50} /$\mu mol \cdot L^{-1}$	化合物编号	IC_{50} /$\mu mol \cdot L^{-1}$	化合物编号	IC_{50} /$\mu mol \cdot L^{-1}$
1	41.0 ± 0.6	20	5.5 ± 1.2	38	8.5 ± 1.0	70	14.3 ± 1.4
2	42.5 ± 1.3	21	16.9 ± 0.4	39	59.2 ± 1.2	71	3.4 ± 1.8
3	7.6 ± 5.5	22	8.2 ± 1.2	40	26.7 ± 0.9	72	3.6 ± 1.2
4	19.8 ± 1.6	23	7.4 ± 0.6	41	4.7 ± 0.6	73	5.0 ± 0.9
5	14.3 ± 1.2	24	9.4 ± 0.7	42	14.7 ± 0.8	74	4.7 ± 0.9
6	18.6 ± 1.0	25	9.1 ± 1.7	43	3.7 ± 1.3	75	3.5 ± 0.5
7	11.5 ± 0.9	26	18.0 ± 1.4	44	6.7 ± 0.6	76	4.5 ± 1.2
8	47.0 ± 1.9	27	18.9 ± 1.1	45	6.8 ± 0.8	77	17.0 ± 0.7
9	12.2 ± 0.9	28	61.1 ± 0.9	48	8.2 ± 1.0	78	7.1 ± 1.7
11	24.9 ± 1.0	29	17.1 ± 2.3	49	15.2 ± 0.6	79	9.1 ± 0.4
12	10.0 ± 2.0	30	16.6 ± 1.2	51	10.5 ± 0.5	80	42.3 ± 1.0
13	26.7 ± 0.6	31	33.7 ± 1.1	52	57.4 ± 1.3	82	18.2 ± 1.0
14	16.1 ± 1.2	32	8.4 ± 1.1	63	14.7 ± 0.7	83	6.6 ± 1.3
15	8.9 ± 1.5	33	64.2 ± 0.9	64	30.9 ± 1.8	85	41.3 ± 1.0
16	17.5 ± 1.4	34	61.2 ± 1.4	65	18.5 ± 0.8	90	13.6 ± 0.8
17	27.9 ± 1.1	35	5.2 ± 0.8	67	6.6 ± 0.9	91	11.1 ± 0.7
18	27.8 ± 1.0	36	20.0 ± 1.3	68	6.2 ± 0.4	92	5.8 ± 1.3
19	11.1 ± 0.7	37	4.1 ± 0.7	69	8.1 ± 0.2	V_C	8.3 ± 1.2

3.2.2　DPPH 自由基清除能力测定[155]

对从中华萆薢果蕨根茎60%乙醇提取物大孔树脂30%乙醇、50%乙醇、95%乙醇洗脱部位中分离得到的 87 个单体化合物（1~9、11~45、48~52、55~60、

62~86、88~94）和阳性药（V_C）进行 DPPH 自由基清除能力筛选。测试结果表明，有 25 个化合物显示不同程度的 DPPH 自由基清除活性，其中化合物 **25**、**48**、**67~69**、**71~76**、**90** 显示出强于或相当于 V_C 的 DPPH 自由基清除能力；其余化合物没有表现出明显活性，未做复筛。对活性结果进行分析，黄酮类和绿原酸类化合物仍是发挥抗氧化活性的主要化合物类型，对于 6,8-二甲基黄酮苷元类化合物，当 B 环含有邻二酚羟基时，DPPH 自由基清除能力最强（如化合物 **25**）。活性结果见表 3-4。

表 3-4 DPPH 自由基清除能力筛选结果

化合物编号	IC_{50}/$\mu mol \cdot L^{-1}$	化合物编号	IC_{50}/$\mu mol \cdot L^{-1}$	化合物编号	IC_{50}/$\mu mol \cdot L^{-1}$	化合物编号	IC_{50}/$\mu mol \cdot L^{-1}$
7	44.1 ± 0.4	45	48.0 ± 0.5	70	52.1 ± 0.5	90	21.0 ± 0.7
14	69.7 ± 7.9	48	29.8 ± 0.9	71	6.2 ± 0.7	91	66.0 ± 1.0
23	43.6 ± 4.0	49	58.3 ± 0.4	72	10.6 ± 1.6	92	48.5 ± 0.4
25	12.4 ± 2.7	63	37.6 ± 2.7	73	13.4 ± 0.6	94	88.8 ± 0.6
35	87.1 ± 0.5	67	25.7 ± 0.8	74	12.2 ± 0.3	V_C	26.5 ± 5.9
36	115.2 ± 0.9	68	33.3 ± 1.3	75	10.0 ± 0.6		
40	83.1 ± 1.0	69	18.3 ± 0.9	76	10.4 ± 1.2		

3.2.3 氧自由基清除能力测定[156]

对从中华萩果蕨根茎60%乙醇提取物大孔树脂30%乙醇、50%乙醇、95%乙醇洗脱部位中分离得到的 28 个 6,8-二甲基黄酮类化合物（**1~7**、**11~26**、**28~32**）进行 ORAC 实验。结果表明，进行测试的所有化合物均显示不同程度的氧自由基清除能力，其中化合物 **3~7**、**12**、**14~16**、**20**、**22~26**、**29**、**31**、**32** 表现出强于 Trolox 的氧自由基清除能力。对活性结果进行分析，发现除化合物 **26** 外，当 6,8-二甲基黄酮苷元的 B 环含有羟基取代时，氧自由基清除能力较强（如化合物 **3~7**、**12**、**14~16**、**20**、**22~25**、**29**、**31**、**32**）；当 A 环只含有 6 位甲基（如化合物 **26**）时，氧自由基清除能力强于同时含有 6,8-二甲基的黄酮苷元（如化合物 **21**）。因此我们推测，6,8-二甲基黄酮苷元的氧自由基清除能力与 B 环中羟基取代和 A 环中甲基取代的位置和数目有关。活性结果详见表 3-5。

表 3-5 ORAC 氧自由基清除能力筛选结果

化合物编号	ORAC（1 μmol/L Trolox equiv.）	化合物编号	ORAC（1 μmol/L Trolox equiv.）
1	0.7 ± 0.01	18	0.7 ± 0.04
2	1.1 ± 0.08	19	0.7 ± 0.07
3	2.6 ± 0.02	20	5.2 ± 0.20
4	2.7 ± 0.21	21	0.7 ± 0.14
5	2.8 ± 0.03	22	4.1 ± 0.06
6	2.5 ± 0.05	23	1.9 ± 0.07
7	3.0 ± 0.20	24	3.2 ±0.19
11	0.7± 0.03	25	2.3 ± 0.26
12	3.0 ± 0.17	26	2.1 ± 0.02
13	0.6 ± 0.03	28	0.8 ± 0.10
14	1.9 ± 0.07	29	3.3 ± 0.06
15	3.1 ± 0.24	30	0.5 ± 0.00
16	3.1 ± 0.04	31	1.4 ± 0.08
17	0.8 ± 0.01	32	1.6 ± 0.17

注：Trolox equiv. 为以抗氧化剂（Trolox）为当量浓度表示抗氧化的能力大小。

3.3 化合物对脂多糖诱导 RAW 264.7 细胞释放 PGE_2 的抑制活性

PGE_2 是环氧化酶作用下产生的花生四烯酸代谢产物。在发生炎症反应或者肿瘤等病理的状态下，PGE_2 合成显著上调，导致血管扩张、微血管通透性增加，激活外中感觉神经元，诱导促炎因子 IL-1β、IL-6 的生成，进而引发一系列级联放大反应，参与到机体的各种生理、病理过程[151]。

本书采用脂多糖诱导 RAW 264.7 细胞生成 PGE_2 的模型，对从中华荚果蕨根茎 60% 乙醇提取物中分离得到的萜类化合物进行抗炎活性评价[157]。

采用 ELISA 试剂盒，对从中华荚果蕨根茎 60% 乙醇提取物大孔树脂 30% 乙醇、50% 乙醇洗脱部位中分离得到的部分萜类化合物（55 ~ 59、61）进行脂多糖诱导 RAW 264.7 细胞释放 PGE_2 的抑制活性评价，选择米诺环素（minocycline）作为阳性药。测试结果显示，化合物 61 显示出强于阳性药 minocycline 的活性，

化合物 **59** 显示出弱于阳性药的活性。而化合物 **53~61** 在 100 μmol/L 时，PGE_2 抑制率小于 50%，故不认为有活性。各化合物 IC_{50} 结果见表 3-6。

表 3-6 PGE_2 释放抑制活性筛选结果

化合物编号	$IC_{50}/\mu mol \cdot L^{-1}$	化合物编号	$IC_{50}/\mu mol \cdot L^{-1}$
55	>50	59	30.3±2.1
56	>50	61	17.8±1.5
57	>50	米诺环素	22.7±0.7
58	>50		

3.4 单体化合物的抗病毒活性研究

本课题组前期在对中华荩果蕨的同属植物荩果蕨中分离得到的单体化合物进行抗病毒活性筛选时，从中发现了具有良好抗流感病毒活性的成分[57]。文献调研发现，另一同属植物东方荩果蕨中分离得到的单体化合物也具有很好的抗病毒作用[58]。为此，本实验将从中华荩果蕨中分离出的部分化合物与神经氨酸酶（PDB Code：3B7E）进行模拟分子对接，结合神经氨酸酶虚拟活性筛选结果（表 3-7）和结构相似性，选择 5 个不同结构类型的化合物（化合物 **6**、**12**、**25**、**31**、**79**），进行以神经氨酸酶为靶点的抗甲型 H1N1 流感病毒活性评价。

表 3-7 化合物的分子性质和对接分数（PDB Code：3B7E）

结构类型	化合物编号	分子式	分子量	Cdocker能量	Cdocker相互作用能
二氢黄酮苷类	2	$C_{24}H_{28}O_{11}$	492	16.5541	61.9515
	3	$C_{24}H_{28}O_{11}$	492	3.51021	54.8558
	4	$C_{23}H_{26}O_{10}$	463	15.5798	57.8221
	28	$C_{23}H_{26}O_9$	486	18.0726	53.9097
	29	$C_{23}H_{26}O_{10}$	462	17.1285	54.1743
	30	$C_{24}H_{28}O_{10}$	476	11.6509	56.4973
	31	$C_{24}H_{28}O_{11}$	492	17.5517	64.2149
	33	$C_{22}H_{24}O_{10}$	448	−2.12793	63.9690
	34	$C_{28}H_{34}O_{14}$	592	28.6806	64.1123

结构类型	化合物编号	分子式	分子量	Cdocker 能量	Cdocker 相互作用能
具有 HMG 侧链的二氢黄酮苷类	5	$C_{30}H_{36}O_{15}$	636	30.8471	44.6608
	6	$C_{29}H_{34}O_{14}$	606	11.5078	47.1697
	11	$C_{29}H_{34}O_{13}$	590	31.1502	67.6241
	12	$C_{29}H_{34}O_{14}$	606	34.2083	63.0915
	13	$C_{30}H_{36}O_{14}$	620	1.94117	35.7456
	14	$C_{30}H_{37}O_{15}$	636	19.7209	51.5292
	15	$C_{30}H_{36}O_{15}$	636	3.73319	58.6241
二氢黄酮苷元	1	$C_{17}H_{16}O_6$	316	27.2677	38.9126
	20	$C_{17}H_{16}O_5$	300	30.6387	40.0791
	21	$C_{18}H_{18}O_5$	314	16.3670	52.3605
	22	$C_{17}H_{16}O_5$	300	30.5442	37.9049
	23	$C_{18}H_{18}O_6$	330	30.5147	40.0659
	24	$C_{18}H_{18}O_6$	330	34.0141	42.1667
	25	$C_{18}H_{18}O_6$	316	37.5396	42.6137
	26	$C_{17}H_{16}O_5$	300	28.0372	39.7694
二苯乙烯类	79	$C_{26}H_{32}O_{11}$	520	4.52948	42.719
木脂素类	82	$C_{20}H_{22}O_6$	358	28.6575	31.4864
	83	$C_{26}H_{32}O_{11}$	520	34.7208	63.1000
苯丙素类	63	$C_{10}H_{10}O_4$	194	19.3832	24.6453
	64	$C_{10}H_{10}O_2$	162	17.3132	51.7143
色酮类	51	$C_{16}H_{28}O_7$	206	3.73319	58.6241
其他	92	$C_{15}H_{12}O_5$	270	24.2252	28.4014
	93	C_9H_7NO	169	28.0577	38.2225

测试结果显示（表 3-8），化合物 **25** 对流感病毒有较弱的抑制作用，EC_{50} 约为 96.1 μmol/L，然而在高浓度下对 MDCK 细胞有毒性，推测化合物 **25** 的抗病毒效果是由其细胞毒性造成的；其余化合物虽然细胞毒性较低，但同时不具有明显的抗流感病毒活性。因此，所测化合物对甲型 H1N1 流感病毒均没有表现出抑制作用。

表 3-8 化合物 6、12、25、31 和 79 对甲型 H1N1 流感病毒抑制活性筛选结果

化合物编号	$CC_{50}/\mu mol \cdot L^{-1}$	$EC_{50}/\mu mol \cdot L^{-1}$	$SI/CC_{50} \cdot EC_{50}^{-1}$
6	>250	238.4	1.0
12	>250	>250	—
25	230.8	96.1	2.4
31	>250	>250	—
79	>250	>250	—
利巴韦林	>250	7.5	>33.3

4 总结与讨论

4.1 总   结

（1）本书综合运用硅胶柱色谱、Sephadex LH-20 柱色谱以及反相 HPLC 等色谱分离手段，对中华荬果蕨根茎 60% 乙醇提取物进行了系统研究，根据理化性质、波谱数据（UV、IR、MS、CD、^{1}H-NMR、^{13}C-NMR 和 2D-NMR）、化学衍生化等方法鉴定了化合物的平面及立体结构。共从中分离鉴定了 94 个化合物，其中包括 13 个新化合物和 48 个首次从荬果蕨属分离得到的化合物。其中，化合物 **1~10**、**50**、**53**、**84** 为新化合物，化合物 **25**、**26**、**29**、**33~43**、**46~49**、**52**、**54**、**57~62**、**64**、**66**、**69~76**、**79**、**82**、**83**、**85~91**、**93**、**94** 为首次从荬果蕨属中分离得到。

（2）采用 α-葡萄糖苷酶抑制实验，对从中华荬果蕨根茎 60% 乙醇提取物中分离得到的 87 个单体化合物的降糖活性进行评价。结果显示，化合物 **20~25**、**49**、**71**、**74~76** 对 α-葡萄糖苷酶显示出较强的抑制作用。结合实验结果，对黄酮类化合物的构效关系进行了初步探讨，发现 7-OH 是其发挥抑制活性的关键基团，B 环的羟基化或甲氧基化以及 C-6 和 C-8 的同时甲基化也可能有助于其发挥抑制作用。通过模拟分子对接实验，对活性化合物 **20~25** 与 α-葡萄糖苷酶的作用方式进行了初步研究。

（3）采用三种化学抗氧化方法（ABTS、DPPH、ORAC 法），考察了部分单体化合物的抗氧化能力。结果如下：

1）ABTS 自由基清除能力筛选结果表明，有 71 个化合物显示不同程度的清除 ABTS 自由基的活性，其中 29 个化合物表现出比 V_C 更强或相当的 ABTS 自由基清除能力。

2）DPPH 自由基清除能力筛选结果表明，有 25 个化合物显示不同程度的

DPPH 自由基清除活性，其中 12 个化合物显示出强于或相当于 V_C 的 DPPH 自由基清除能力。

3）ORAC 实验对分离得到的 28 个 6,8-二甲基黄酮类化合物进行抗氧化性评价，测试结果表明，所测化合物均显示不同程度的氧自由基清除能力，其中化合物 **3~7**、**12**、**14~16**、**20**、**22~26**、**29**、**31**、**32** 表现出强于 Trolox 的氧自由基清除能力。

（4）通过脂多糖诱导 RAW 264.7 细胞释放 PGE_2 的抑制实验，对分离得到的部分萜类化合物（化合物 **55~59**、**61**）的抗炎活性进行评价。测试结果显示，化合物 **61** 显示出强于阳性药 minocycline 的活性，化合物 **59** 显示出弱于阳性药的活性。

（5）对从中华荚果蕨中分离出的部分化合物与神经氨酸酶（PDB Code：3B7E）进行模拟分子对接，结合神经氨酸酶虚拟活性筛选结果和结构相似性，选择 5 个不同结构类型的化合物（化合物 **6**、**12**、**25**、**31**、**79**）进行以神经氨酸酶为靶点的抗甲型 H1N1 流感病毒活性评价。结果显示，所测样品对甲型 H1N1 流感病毒均没有抑制作用。

4.2　讨　　论

4.2.1　含有 HMG 侧链化合物的研究进展

3-羟基-3-甲基戊二酸单酰基（3-hydroxyl-3-methylglutaryl），简称为 HMG 侧链，天然存在的 HMG 侧链化合物通常是由（S）-HMG-CoA 乙酰化化合物的羟基形成，故 3 位的手性碳多为 S 构型[158]。本研究中分离得到的新化合物 **5~10**、**50** 为首次从荚果蕨属中分离得到的具有 HMG 侧链结构的化合物。

4.2.1.1　含有 HMG 侧链化合物的结构

含 HMG 侧链的化合物是一类重要的天然产物，自 1979 年以来[158]，已报道的含有 HMG 侧链的化合物共 76 个，分布于如芸香科（Rutaceae）[159,165,183]、豆科（Leguminosae）[160-161]、蔷薇科（Rosaceae）[162]、凤仙花科（Balsaminaceae）[163]、省沽油科（Staphyleaceae）[164]、菊科（Compositae）[166]、球子蕨科（Onocleaceae）[58]、百 合 科（Liliaceae）[167-172,181]、石 竹 科（Caryophyllaceae）[173]、五 加 科

（Araliaceae）[174,178]、防己科（Menispermaceae）[175]、胡椒科（Piperaceae）[179]、杜鹃花科（Ericaceae）[182]、大戟科（Euphorbiaceae）[184]等十余科的植物中；此外，在球盖菇科（Strophariaceae）[176]、多孔菌科（Polyporaceae）[177]、散囊菌科（Eurotiaceae）[180]等真菌次级代谢产物中也有报道。总结发现，含 HMG 侧链的化合物在百合科的多属中均有分布，且为豆科、球子蕨科、百合科、大戟科植物的主含成分，化合物结构类型丰富，是开发 HMG 侧链化合物的重要源泉。目前，已报道的 HMG 侧链化合物的结构和名称如表 4-1 所示。

表 4-1　含有 HMG 侧链的化合物

化合物编号	化合物名称	科	植物基源	参考文献
1	limocitrunshin	Rutaceae	*Citrus unshiu*	[159]
2	氧氟草苷 A			
3	氧氟草苷 B			
4	氧氟草苷 C	Leguminosae	*Oxytropis falcata*	[160]
5	氧氟草苷 D			
6	氧氟草苷 E			
7	山奈酚-3-O-α-L-鼠李糖基-(1→2)-[6-O-(3-羟基-3-甲基戊二酸单酰基)]-β-D-半乳糖皮蒽	Fabaceae	*Astragalus monspessulanus*	[161]
8	山奈酚-3-O-[(S)-3-羟基-3-甲基戊二酸单酰基（1→6)]-β-D-葡萄糖苷	Rosaceae	*Agrimonia pilosa*	[162]
9	锦葵素 3-O-[6-O-(3-羟基-3-甲基戊二酸单酰基)-β-吡喃葡萄糖苷]	Balsaminaceae	*Impatiens textori*	[163]
10	agutoside A			
11	argutoside B	Staphyleaceae	*Turpinia arguta*	[164]
12	argutoside C			
13	brutieridin	Rutaceae	*Citrus bergamia*	[165]
14	蜂毒苷			
15	chamaemeloside	Compositae	*Chamaemelum nobile*	[166]

化合物编号	化合物名称	科	植物基源	参考文献
16	matteuorienate A	Onocleaceae	*Matteuccia orientalis*	[58]
17	matteuorienate B			
18	matteuorienate D			
19	matteuorienate F			
20	matteuorienate H			
21	matteuorienate J			
22	matteuorienate K			
23	matteuorienate G			
24	matteuorienin E			
25	matteuorienin I			
26	matteuorienin C			
27	(25*R*)-5α-螺甾烷-2α，3β，6β-三醇 3-*O*-β-D-吡喃葡萄糖基-(1→2)-*O*-[4-*O*-(3*S*)-3-羟基-3-甲基戊二酸单酰基-β-D-木兰糖基-(1→3)]-*O*-β-D-吡喃葡萄糖基-(1→4)-β-D-半乳糖皮葸	Liliaceae	*Allium nigrum*	[167]
28	(25*S*)-5α-螺甾烷-2α，3β，6β-三醇 3-*O*-β-D-吡喃葡萄糖基-(1→2)-*O*-[4-*O*-(3*S*)-3-羟基-3-甲基戊二酸单酰基-β-D-木兰糖基-(1→3)]-*O*-β-D-吡喃葡萄糖基-(1→4)-β-D-半乳糖皮葸			
29	β-D-吡喃葡萄糖基-(1→2)-[β-D-木兰糖基-(1→3)]-β-D-吡喃葡萄糖基-(1→4)]-β-D-吡喃半乳糖基-(1→3)-(25*R*)-5α-螺甾烷-2α，3β-二醇	Liliaceae	*Allium cyrillii*	[168]

化合物编号	化合物名称	科	植物基源	参考文献
30	(25R)-2-O-[(S)-3-羟基-3-甲基戊二酸单酰基]-5α-螺甾烷-2α，3β，6β-三醇 3-O-{O-β-D-吡喃葡萄糖基-(1→2)-O-[β-D-木兰糖基-(1→3)-β-D-吡喃葡萄糖基-(1→4)]-β-D-半乳糖皮蒽}		Allium albopilosum	[169]
31	(25R)-27-O-[(S)-3-羟基-3-甲基戊二酸单酰基]螺甾-5-烯-3β，27-二醇 3-O-α-L-鼠李糖基-(1→2)-β-D-吡喃葡萄糖苷（百合皂苷）	Liliaceae	Lilium regale	[170]
32	(25R)-27-O-[(S)-3-羟基-3-甲基戊二酸单酰基]螺甾-5-烯-3β，27-二醇 3-O-α-L-鼠李糖基-(1→2)-O-[β-D-吡喃葡萄糖基-(1→3)-β-D-吡喃葡萄糖苷		Liliumhenryi	[170]
33	(25R)-27-O-[(S)-3-羟基-3-甲基戊二酸单酰基)螺甾-5-烯-3β，27-二醇 3-O-α-L-鼠李糖基-(1→2)-O-[β-D-吡喃葡萄糖基-(1→4)]-β-D-吡喃葡萄糖苷		Liliumhenryi	[170]
34	(25R)-27-O-[(S)-3-羟基-3-甲基戊二酸单酰基]螺甾-5-烯-3β，27-二醇 3-O-{O-α-L-鼠李糖基-(1→2)-O-[α-L-阿拉伯糖基-(1→3)]-β-D-吡喃葡萄糖苷}		Lilium longiflorum	[171]
35	27-O-[(3S)-3-O-β-D-吡喃葡萄糖基 3-甲基戊二酸单酰基] 异维尔索皂苷 3-O-[α-L-鼠李糖基-(1→2)]-β-D-吡喃葡萄糖苷	Liliaceae	Lilium brownii var. viridulum	[172]
36	dianversicoside A			
37	dianversicoside B	Caryophyllaceae	Dianthus Wersicolor	[173]
38	dianversicoside C			
39	dianversicoside D			
40	sinocrassuloside Ⅱ			
41	sinocrassuloside Ⅲ	Araliaceae	Sinocrassula asclepiadea	[174]
42	sinocrassuloside Ⅳ			
43	sinocrassuloside Ⅴ			
44	酸枣仁皂苷 3-O-α-L-阿拉伯呋喃糖（1→2)-{6-O-[3-羟基-3-甲基戊二酸单酰基]-β-D-吡喃葡萄糖基（1→3)}-α-L-阿拉伯吡喃糖苷	Menispermaceae	Anomospermum grandifolium	[175]

化合物编号	化合物名称	科	植物基源	参考文献
45	fasciculol J	Strophariaceae	*Naematoloma fasciculare*	[176]
46	fasciculol K			
47	fasciculic acid B			
48	fasciculic acid F			
49	ganoleucoin J	Polyporaceae	*Ganoderma leucocontextum*	[177]
50	ganoleucoin K			
51	ganoleucoin L			
52	schekwangsienside B	Araliaceae	*Schefflera kwangsiensis*	[178]
53	schekwangsienside E			
54	schekwangsienside F			
55	piperchabaoside B	Piperaceae	*Piper chaba*	[179]
56	4'-oxomacrophorin D	Eurotiaceae	*Eupenicillium crustaceum*	[180]
57	macrophorin D			
58	13-羟基布卢门醇 C 9-O-[3'-O-(3″-羟基-3″-甲基戊二酸单酰基)-β-吡喃葡萄糖苷]	Liliaceae	*Allium porrum*	[181]
59	13-羟基布卢门醇 C 9-O-[3'-O-(3″-羟基-3″-甲基戊二酸单酰基)-6'-O-丙二酸单酰基-β-吡喃葡萄糖苷]			
60	布卢门醇 C 9-O-[3'-O-(3″-羟基-3″-甲基戊二酸单酰基)-β-吡喃葡萄糖苷]			
61	喇叭茶苷	Ericaceae	*Ledum palustre*	[182]
62	缕状芸香武酯	Rutaceae	*Ruta chalepensi*	[183]
63	(1R*, 2R*, 3E, 7R*, 11R*, 12S*)-16-O-(3-羟基-3-甲基戊二酸单酰基)-海兔烷-3,8 (17)-二烯-2,7,16,18-四醇	Euphorbiaceae	*Chrozophora obliqua*	[184]
64	(1R*, 2R*, 3E, 7R*, 11R*, 12S*)-2-O-乙酰基-16-O-(3-羟基-3-甲基戊二酸单酰基)-海兔烷-3,8 (17)-二烯-2,7,16,18-四醇			
65	(1R*, 2R*, 3E, 7R*, 9R*, 11R*, 12S*)-16-O-(3-羟基-3-甲基戊二酸单酰基)-海兔烷-3,8 (17)-二烯-2,7,9,16,18-五醇			

化合物编号	化合物名称	科	植物基源	参考文献
66	$(1R^*,2R^*,3E,7R^*,9R^*,11R^*,12S^*)$-2-$O$-乙酰基-16-$O$-(3-羟基-3-甲基戊二酸单酰基)-海兔烷-3,8(17)-二烯-2,7,9,16,18-五醇			
67	$(1R^*,2R^*,3E,7R^*,9R^*,11R^*,12S^*)$-16-$O$-(3-羟基-3-甲基戊二酸单酰基)-18-$O$-乙酰基海兔烷-3,8(17)-二烯-2,7,9,16,18-五醇			
68	$(1R^*,2R^*,3E,11R^*,12S^*)$-2-$O$-乙酰基-16-$O$-(3-羟基-3-甲基戊二酸单酰基)-2,16,18-三羟基海兔烷-3,8(17)-二烯-7-酮			
69	$(1R^*,2R^*,3E,11R^*,12S^*)$-2,18-$O$-二乙酰基-16-$O$-(3-羟基-3-甲基戊二酸单酰基)-2,16,18-三羟基海兔烷-3,8(17)-二烯-7-酮			
70	$(1R^*,2R^*,3E,7R^*,11R^*,12S^*)$-16-$O$-(3-羟基-3-甲基戊二酸单酰基)-8,9-环氧海兔烷-3,7-二烯-2,16,18-三醇	Euphorbiaceae	*Chrozophora obliqua*	[184]
71	$(1R^*,2R^*,3E,7R^*,11R^*,12S^*)$-2-$O$-乙酰基-16-$O$-(3-羟基-3-甲基戊二酸单酰基)-海兔烷-3,7-二烯-2,16,18-三醇			
72	$(1R^*,2R^*,3E,7R^*,11R^*,12S^*)$-16-$O$-(3-羟基-3-甲基戊二酸单酰基)-18-$O$-乙酰基海兔烷-3,7-二烯-2,16,18-三醇			
73	$(1R^*,2R^*,3E,7R^*,11R^*,12S^*)$-2,18-$O$-二乙酰基-16-$O$-(3-羟基-3-甲基戊二酸单酰基)-海兔烷-3,7-二烯-2,16,18-三醇			
74	$(1R^*,2R^*,3E,7R^*,8S^*,9R^*,11R^*,12S^*)$-16-$O$-(3-羟基-3-甲基戊二酸单酰基)-8,9-环氧海兔烷-3-烯-2,7,16,18-四醇			
75	$(1R^*,2R^*,3E,7R^*,8S^*,9R^*,11R^*,12S^*)$-2-$O$-乙酰基-16-$O$-(3-羟基-3-甲基戊二酸单酰基)-8,9-环氧海兔烷-3-烯-2,7,16,18-四醇			
76	$(1R^*,2R^*,3E,7R^*,8S^*,9R^*,11R^*,12S^*)$-16-$O$-(3-羟基-3-甲基戊二酸单酰基)-18-$O$-乙酰基-8,9-环氧海兔烷-3-烯-2,7,16,18-四醇			

4.2.1.2　含有 HMG 侧链化合物的活性

结构类型丰富的 HMG 侧链化合物显示出了降糖活性[55,60]、HMG-CoA 还原酶抑制活性[177]、抗炎活性[159,176]、细胞毒活性[167,171-172,176]、环腺苷酸磷酸二酯酶抑制活性[170]和保肝作用[161,180]等多种药理活性。另外，含有 HMG 侧链的黄酮苷 limocitrunshin 预处理 LLC-PK1 细胞可明显消除顺铂引起的肾毒性[159]。根据文献报道，羊毛脂烷型三萜 ganoleucoin D 的 HMG-CoA 还原酶抑制作用明显弱于 C-28 位连有 HMG 侧链的 ganoleucoin J[177]，连有 HMG 侧链有助于发挥其 HMG-CoA 还原酶抑制活性。含有 HMG 基团的二氢黄酮苷 matterionates A 和 B 对链脲佐菌素（STZ）诱导的糖尿病大鼠表现出降血糖作用；在体外实验中 matterionates A 和 B 对小鼠眼球中分离出来的醛糖还原酶有显著的抑制作用，其 IC_{50} 值皆为 10^{-6} mol/L 远好于阳性药槲皮素，当加入 1% 牛血清白蛋白后，无侧链的苷和苷元抑制作用较弱，matterionates A 和 B 的抑制作用几乎不受影响；通过构效关系研究表明，HMG 上的羧基是化合物对醛糖还原酶发挥抑制作用和高选择性的关键基团[55,60]。在环腺苷酸磷酸二酯酶抑制活性实验中，从百合科百合属植物中分离得到的含有 HMG 取代的甾体皂苷具有较好的抑制活性，HMG 侧链上的羧基甲基化后，抑制活性减弱，不含 HMG 取代抑制活性消失[170]。同时，HMG 的取代位置对化合物的活性影响很大，从真菌簇生黄韧伞中分离得到的 2 位 HMG 侧链取代的羊毛脂烷型三萜 fasciculic acids B 和 F 的细胞毒活性明显强于 3 位取代的 fasciculols J 和 K[176]。综上所述，含有 HMG 侧链的化合物结构类型丰富、药理活性多样，HMG 侧链多为化合物发挥药理活性的重要基团，为活性化合物的结构修饰提供思路，也是寻找新型活性先导化合物的重要源泉。

4.2.1.3　化合物中 HMG 侧链的快速鉴定

在含有 HMG 侧链化合物的 ^{1}H-NMR 图谱中，高场区 δ_H 1.0~1.5 之间存在一组甲基氢信号；δ_H 2.4~2.8 之间堆积四个亚甲基氢信号。^{13}C-NMR 图谱显示 2 个酯羰基碳信号 δ_C 170~175，2 个亚甲基碳信号 δ_C 44~48，1 个甲基碳信号 δ_C 28 左右，1 个 sp^3 杂化的连氧季碳信号 δ_C 70 左右。综合以上信息，可以快速检识出化合物中的 HMG 侧链基团。

4.2.2　二氢黄酮类化合物 B 环二氧取代类型的快速鉴定

由于溶剂的偶极矩、介电常数、磁导率等物理化学性质对 ^{1}H-NMR 谱的数据影响较大，导致黄酮类化合物的 B 环为二氧取代模式时，B 环上的氢谱数据差异小（特别是 3,4-二氧取代、3,5-二氧取代），取代模式易混淆，进而增加了鉴定难度，然而 ^{13}C-NMR 数据不易受到溶剂变化的影响，可作为 B 环二氧取代模式的判断依据[185]。本实验从中华莱果蕨根茎中分离得到一系列具有二氧取代 B 环的二氢黄酮类化合物，包括 3,4-取代模式、2,4-取代模式和 2,5-取代模式，对该类型化合物 B 环 ^{13}C-NMR 数据进行总结，将为分析鉴定该类型结构提供依据，具体如下（表4-2）。

表 4-2 二氢黄酮类化合物二氧取代 B 环的核磁碳谱数据

类　型	化合物	核磁碳谱数据	
	编号	C-3′	C-4′
	2	147.4	148.7
	5	147.8	148.8
	24	146.2	147.1
	编号	C-3′	C-4′
	25	146.1	146.1
	27	146.1	146.6
	34	146.1	146.6
	36	146.2	146.8
	编号	C-2′	C-4′
	3	156.3	160.8
	15	157.1	161.3
	16	157.5	161.3
	编号	C-2′	C-5′
	7	148.8	153.1
	9	148.8	153.1
	14	148.8	153.1
	23	148.7	153.1
	31	148.8	153.1

（1）B 环为 3,4-二氧取代时（如化合物 **2**、**5**、**24**、**25**、**27**、**34**、**36**）：当 3′位、4′位分别为羟基、甲氧基取代时，^{13}C-NMR 中 C-3′化学位移值小于 C-4′位化学位移值，相差约 1（如化合物 **2**、**5**、**24**）。

当 3′位、4′位都为羟基取代时，^{13}C-NMR 中 C-3′与 C-4′位化学位移值相近，都为 $\delta_C 146$ 左右（如化合物 **25**、**27**、**34**、**36**）。

（2）B 环为 2,4-二氧取代时（如化合物 **3**、**15**、**16**）：当 2′位为羟基、4′位为甲氧基取代时，^{13}C-NMR 中 C-2′化学位移值小于 C-4′位化学位移值，相差约 4。

（3）B 环为 2,5-二氧取代时（如化合物 **7**、**9**、**14**、**23**、**31**）：当 2′位为羟基、5′位为甲氧基取代时，^{13}C-NMR 中 C-2′化学位移值小于 C-5′位化学位移值，相差约 4。

综合以上信息，可以快速鉴定出二氢黄酮类化合物 B 环二氧取代类型。

参 考 文 献

[1] Cao H, Chai T T, Wang X, et al. Phytochemicals from fern species: potential for medicine applications [J]. Phytochemistry Reviews, 2017, 16 (3): 379-440.

[2] 国家中医药管理局《中华本草编委会》. 中华本草（第四卷）[M]. 上海：上海科学技术出版社, 1999: 25-267.

[3] Jiang W W, Liu F, Gao X, et al. Huperserines A-E, Lycopodium alkaloids from *Huperzia serrata* [J]. Fitoterapia, 2014, 99: 72-77.

[4] Zhou H, Tan C H, Jiang S H, et al. Serratane-type triterpenoids from *Huperzia serrata* [J]. Natural Product Letters, 2004, 18 (5): 453-459.

[5] 蔡卓亚, 周自桂, 李萍, 等. 伸筋草药效物质基础及药理作用研究进展 [J]. 中草药, 2015, 46 (2): 297-304.

[6] Zou X, Tan G S, Zhang G G, et al. New cytotoxic apigenin derivatives from *Selaginella doederleinii* [J]. Chinese Chemical Letters, 2017, 28 (5): 931-934.

[7] Long H P, Zou H, Li F S, et al. Involvenflavones A-F, six new flavonoids with 3′-aryl substituent from *Selaginella involven* [J]. Fitoterapia, 2018, 105: 254-259.

[8] Ke L Y, Zhang Y, Xia M Y, et al. Modified abietane diterpenoids from whole plants of *Selaginella moellendorffii* [J]. Journal of Natural Products, 2018, 81 (2): 418-422.

[9] Liu R, Zou H, Zou Z X, et al. Two new anthraquinone derivatives and one new triarylbenzophenone analog from *Selaginella tamariscina* [J]. Natural Product Research, 2020, 34 (19): 2709-2714.

[10] Liu R, Zou H, Xu P S, et al. Uncinatic acids A-C, three new carboxylated flavonoids from *Selaginella uncinata* [J]. Chinese Chemical Letters, 2017, 28 (7): 1465-1468.

[11] Department of Pharmacognosy, Pharmaceutical Sciences Branch, Islamic Azad University (IAU), Phytochemistry and pharmacological properties of *Equisetum arvense* L [J]. Journal of Medicinal Plants Research, 2012, 6 (21): 3689-3693.

[12] Jin M, Zhang C, Zheng T, et al. A new phenyl glycoside from the aerial parts of *Equisetum hyemale* [J]. Natural Product Research, 2014, 28 (21): 1813-1818.

[13] 黄丹娜, 莫单丹, 周小雷. 节节草的研究进展 [J]. 广西中医药, 2018, 237 (41): 82-84.

[14] Huang Y L, Shen C C, Shen Y C, et al. Anti-inflammatory and antiosteoporosis flavonoids from the rhizomes of *Helminthostachys zeylanica* [J]. Journal of Natural Products, 2017, 80 (2): 246-253.

[15] 刘芹, 黎远军, 鲁宗成, 等. 阴地蕨生物学功能的研究进展 [J]. 中国医药导报, 2014,

23：151-153.

[16] 朱涛，曾碧涛，王天霞，等．珍稀药用植物瓶尔小草的研究进展 [J]．安徽农业科学，2014，42（14）：4226-4228.

[17] 文晓琼，胡颖，曾晓君，等．福建观音座莲的药效物质基础研究 [J]．时珍国医国药，2012，23（1）：1-2.

[18] Bowen L，Li C，Bin L，et al. Chemical constituents，cytotoxic and antioxidant activities of extract from the rhizomes of *Osmunda japonica* Thunb [J]. Natural product research，2020，34（6）：847-850.

[19] Chen J，Chen J J，Gao K. Chemical constituents and biological activities of *Dicranopteris linearis* [J]. Chemistry of Natural Compounds，2014，49（6）：1129-1131.

[20] 李彩丽，平欲晖．HPLC 测定芒萁中槲皮素和山奈素的含量 [J]．中国实验方剂学杂志，2015，19：64-66.

[21] Fang X，Lin X，Liang S，et al. Phytochemical study of *Hicriopteris glauca* [J]. Chemistry of Natural Compounds，2013，49（3）：514-515.

[22] 岑庚钰，蒙小丽，梁远芳，等．海金沙药效物质基础和药理作用研究概况 [J]．中国民族民间医药，2018，27（14）：48-50.

[23] 时圣明，袁永兵，兰新新，等．狗脊的药效物质基础及药理作用研究进展 [J]．药物评价研究，2016，39（3）：489-492.

[24] 卢汝梅，曹敏，廖彭莹，等．壮药龙骨风药效物质基础研究 [J]．中草药，2013，44（16）：2195-2199.

[25] Wu S，Li J，Wang Q，et al. Chemical composition，antioxidant and anti-tyrosinase activities of fractions from *Stenoloma chusanum* [J]. Industrial Crops and Products，2017，107：539-545.

[26] Yun-Hyeok C，Whan C C，Kyu K J，et al.（－）-Pteroside N and pterosinone，new BACE1 and cholinesterase inhibitors from *Pteridium aquilinum* [J]. Phytochemistry Letters，2018，27：63-68.

[27] 张艳，石玉生，胡文忠，等．剑叶凤尾蕨药效物质基础及其细胞毒活性研究 [J]．中国中药杂志，2016，24：4610-4614.

[28] Jung K，Ji S，Won O，et al. Anti-neuroinflammatory ent-kaurane diterpenoids from *Pteris multifida* roots [J]. Molecules，2016，22（1）：271-280.

[29] 李慧，杨宝，黄芬，等．半边旗药效物质基础研究 [J]．中草药，2018，49（1）：95-99.

[30] Zhou Y L，Wang D L，Zhang Y，et al. Diterpenes from *Pteris vittata* and their anti-inflammatory activity [J]. Modern Chinese Medicine，2019，21（2）：164-168.

[31] Zhang X，Chen H L，Hong L，et al. Three new hopane-type triterpenoids from the aerial part of

Adiantum capillus-veneris and their antimicrobial activities ［J］. Fitoterapia, 2019, 133: 146-149.

［32］方成武, 陈佳佳, 刘守金. 凤丫蕨根茎药效物质基础研究 ［J］. 中药材, 2010, 33（4）: 557-559.

［33］Xia X, Cao J G, Zheng Y X, et al. Flavonoid concentrations and bioactivity of flavonoid extracts from 19 species of ferns from China ［J］. Industrial Crops and Products, 2014, 58: 91-98.

［34］唐万贵, 谭家珍. 华南毛蕨药效物质基础的分离鉴定 ［J］. 中国实验方剂学杂志, 2019, 25（20）: 131-135.

［35］吴光华, 魏安华, 蔡亚玲, 等. 针毛蕨的药效物质基础及其体内外抗肿瘤活性研究 ［J］. 中国药学杂志, 2011, 46（5）: 330-333.

［36］Zhou Q, Jian Y Q, Yi P, et al. A comprehensive review on *Pronephrium penangianum* ［J］. Israel Journal of Chemistry, 2019, 59: 371-377.

［37］李姝蓓, 张东, 杨岚, 等. 荚果蕨属植物的药效物质基础和药理活性研究概况 ［J］. 现代药物与临床, 2012, 27（3）: 292-296.

［38］殷帅文, 何旭梅, 王伟, 等. 狗脊药效物质基础及抑制乙酰胆碱酯酶药理活性研究 ［J］. 天然产物研究与开发, 2015, 27: 958-961.

［39］Xu H Y, Kadota S, Kurokawa M, et al. Isolation and structure of woodorien, a new glucoside having antiviral activity from *Woodwardia orintailis* ［J］. Chemical & Pharmaceutical Bulletin, 1993, 41（10）: 1803-1806.

［40］Iwashina T, Kitajima J, Matsumoto S, et al. Flavonoids in the species of *Cyrtomium* (Dryopteridaceae) and related genera ［J］. Biochemical Systematics and Ecology, 2006, 34（1）: 14-24.

［41］贾莹莹, 赵晋彤, 韩香玉, 等. 中药绵马贯众药效物质基础及药理作用研究概述 ［J］. 亚太传统医药, 2017, 13（19）: 53-56.

［42］田莉, 田树革. 欧洲鳞毛蕨药效物质基础及药理作用研究进展 ［J］. 新疆医科大学学报, 2014, 37（9）: 1118-1120.

［43］王小青, 李爽, 赵涵, 等. 壮药肾蕨的研究进展 ［J］. 承德医学院学报, 2017, 34（5）: 399-401.

［44］Hsiao H B, Wu J B, Lin W C, et al. Anti-arthritic and anti-inflammatory effects of（−）-epicatechin-3-$O\beta$-dallopyranoside, a constituent of *Davallia formosana* ［J］. Phytomedicine, 2019, 52: 12-22.

［45］王锋, 池翠云, 何翠红, 等. 圆盖阴石蕨的化学成分研究 ［J］. 中成药, 2011, 33（4）: 645-648.

［46］ Zhang L Y, Wang T H, Ren L Z, et al. A new triterpenoid and other constituents from *Lepidogrammitis drymoglossoides* ［J］. Biochemical Systematics and Ecology, 2015, 59: 155-158.

［47］ 杨宝，范真，朱锦萍，等．金鸡脚化学成分研究［J］. 中草药，2014, 45（21）: 3053-3056.

［48］ 陈丽君，马永杰，李玉鹏，等．石韦属植物化学和药理研究进展［J］. 安徽农业科学，2011, 39（10）: 5786-5787.

［49］ 隋洪飞，尹世强，邹爱英．骨碎补化学成分研究［J］. 中草药，2015, 49（25）: 2993-2996.

［50］ Zhang Y, Tian H Y, Tan Y F, et al. Isolation and identification of polyphenols from *Marsilea quadrifolia* with antioxidant properties *in vitro* and *in vivo* ［J］. Natural Product Letters, 2016, 30（12）: 1404-1410.

［51］ 中国植物志编委会．中国植物志（第四卷第二分册）［M］. 北京：科学出版社，1999: 162-164.

［52］ 南京中医药大学．中药大辞典（下册）［M］. 上海：上海科学技术出版社，2006: 2118-2119.

［53］ 杨岚，王满元，赵玉英，等．荚果蕨贯众化学成分的研究Ⅱ［J］. 中国中药杂志，2004, 29（7）: 647-649.

［54］ 蒋健勤，周荣汉，王磊，等．中华荚果蕨化学成分研究［J］. 中国药科大学学报，1994, 25（5）: 265-266.

［55］ Basnet P, Kadota S, Hase K, et al. Five new *C*-methyl flavonoids, the potent aldose reductase inhibitors from *Matteuccia orientalis* Trev ［J］. Chemical & Pharmaceutical Bulletin, 1995, 43（9）: 1558-1564.

［56］ 张东，杨岚，傅梅红，等．荚果蕨贯众化学成分研究Ⅲ［J］. 中国中药杂志，2008, 33（14）: 1703-1705.

［57］ Li B, Ni Y, Zhu L J, et al. Flavonoids from *Matteuccia struthiopteris* and their anti-influenza virus（H1N1）activity ［J］. Journal of Natural Products, 2015, 78: 987-995.

［58］ Huh J, Ha T, Kang K B, et al. *C*-Methylated flavonoid glycosides from *pentarhizidium orientale* rhizomes and their inhibitory effects on the H1N1 influenza virus ［J］. Journal of Natural Products, 2017, 80: 2818-2824.

［59］ Basnet P, Kadota S, Shimizu M, et al. 2′-Hydroxymatteucinol, a new *C*-methyl flavanone derivative from *Matteuccia orientalis*: Potent hypoglycemic activity in streptozotocin（STZ）- induced diabetic rat ［J］. Chemical & Pharmaceutical Bulletin, 1993, 41（10）: 1790-1795.

［60］ Kadota S, Basnet P, Hase K, et al. Matteuorienate A and B, two new and potent aldose reductase inhibitors from *Matteuccia orientalis*（Hook.）Trev ［J］. Chemical & Pharmaceutical Bulletin, 1994, 42（8）: 1712-1714.

［61］ 蒋健勤, 周荣汉, 孟正木, 等. 东方荚果蕨中的一个新双氢黄酮 ［J］. 中国药科大学学报, 1994, 25（4）: 199-201.

［62］ Mohri K, Takemoto T, Kondo Y. Studies on the constituents of *Matteuccia orientalis* Trev. structures of two new flavanones, matteucin and methoxymatteucin ［J］. Yakugaku Zasshi, 1982, 102（3）: 310-312.

［63］ 朱玲娟, 燕菲, 陈金鹏, 等. 荚果蕨地上部分萜类化学成分研究 ［J］. 中草药, 2015, 46（12）: 1737-1741.

［64］ 杨岚, 赵玉英, 屠呦呦. 荚果蕨贯众化学成分的研究 ［J］. 中国中药杂志, 2003, 28（3）: 278-279.

［65］ Takenaka T, Hikino Y, Arai T, et al. Isolation of insect moultin substances from *Matteuccia struthiopteris*, *Lastrea thelypteris*, and *Onoclea sensibilis* ［J］. Chemical & Pharmaceutical Bulletin, 1967, 15（11）: 1816.

［66］ Kimura T, Suzuki M, Takenaka M, et al. L-O-Caffeoylhomoserine from *Matteuccia struthiopteris* ［J］. Phytochemistry, 2004, 65: 423-426.

［67］ Zhu L J, Yan F, Chen J P, et al. 8-O-4′ Neolignan glycosides from the aerial parts of *Matteuccia struthiopteris* ［J］. Chinese Chemcal Letters, 2016, 27: 63-65.

［68］ 李姝蓓, 张东, 杨岚, 等. 荚果蕨贯众化学成分基础Ⅳ ［J］. 中国实验方剂学杂志, 2014, 20（16）: 109-111.

［69］ Zhu L J, Song Y, Shao P, et al. Matteucens I-J, phenolics from the rhizomes of *Matteuccia orientalis* ［J］. Journal of Asian Natural Products Research, 2018, 20（1）: 62-66.

［70］ Shao P, Zhang X, Li B, et al. New isocourmarin and phthalide derivatives from the rhizomes of *Matteuccia orientalis* ［J］. Chemical & Pharmaceutical Bulletin, 2010, 58（12）: 1650-1654.

［71］ Miyazawa M, Horiuchi E, Kawata J. Components of the essential oil from *Matteuccia struthiopteris* ［J］. Journal of Oleo Science, 2007, 56（9）: 457-461.

［72］ 杨岚, 王满元, 赵玉英, 等. 荚果蕨贯众化学成分研究 ［J］. 药学学报, 2005, 40（3）: 252-254.

［73］ 楼之岑. 常用中药材品种整理和质量研究（第2册）［M］. 北京: 北京医科大学中国协和医科大学联合出版社, 1995: 99-106.

［74］ 邵鹏. 东方荚果蕨和红升麻抗病毒活性成分研究 ［D］. 沈阳: 沈阳药科大学, 2011.

［75］ 李绍珍, 毛文书, 杜新渝, 等. 黄酮类化合物对鼠晶体醛糖还原酶的抑制作用 ［J］. 眼科

学报, 1987, 3 (2): 93-94.

[76] 王倩倩. 荚果蕨多糖的提取及其生物活性的初步研究 [D]. 西安: 陕西师范大学, 2013.

[77] 朱贞贞. 秦岭产荚果蕨总甾酮含量及其醇提物抗氧化活性的研究 [D]. 西安: 陕西师范
大学, 2012.

[78] 李玉洁, 杨庆, 杨岚. 内毒素致小鼠 SIRS 模型建立及两种贯众醇提物对其保护作用的初
步观察 [J]. 中国实验方剂学杂志, 2011, 17 (8): 187-189.

[79] Kim S S, Kim J Y, Lee N H, et al. Antibacterial and anti-inflammatory effects of Jeju medicinal
plants against acne-inducing bacteria [J]. Journal of General & Applied Microbiology, 2008,
54: 101-106.

[80] 肖培根. 新编中药志 [M]. 北京: 化学工业出版社, 2002: 749-750.

[81] 王铮, 谢俊云, 徐晗, 等. 贯众总多糖对空肠弯曲杆菌诱导的系统性红斑狼疮样综合征
小鼠的作用 [J]. 药学学报, 2010, 45 (6): 711-717.

[82] 矫艳春. 荚果蕨的开发利用 [J]. 生物学通报, 2000, 35 (1): 43.

[83] 李晓, 杨利民, 王少江. 不同采收期荚果蕨营养成分分析 [J]. 林业科技, 2011, 36
(3): 29-31.

[84] 王晓楠, 刘保东, 石雷. 东方荚果蕨配子体发育的研究 [J]. 武汉植物学研究, 2006, 24
(4): 310-315.

[85] Gaffeld W. Circular dichroism, optical rotatory dispersion and absolute configuration of flavanones,
3-hydroxyflavanones and their glycosides: Determination of aglycone chirality in flavanone
glycosides [J]. Tetrahedron, 1970, 26: 4093-4108.

[86] Bai M, Yao G D, Liu S F, et al. Lignans from a wild vegetable (*Patrinina villosa*) able to
combat Alzheimer's disease [J]. Journal of Functional Foods, 2017, 28: 106-113.

[87] Tanaka T, Nakashima T, Ueda T, et al. Facile discrimination of aldose enantiomers by
reversed-phase HPLC [J]. Chemical & Pharmaceutical Bulletin, 2007, 55: 899-901.

[88] Hattori Y, Horikawa K H, Makabe H, et al. A refined method for determining the absolute
configuration of the 3-hydroxy-3-methylglutaryl group [J]. Tetrahedron-Asymmetry, 2007, 18:
1183-1186.

[89] Zhong J S, Huang Y Y, Zhang T H, et al. Natural phosphodiesterase-4 inhibitors from the leaf
skin of Aloe barbadensis Miller [J]. Fitoterapia, 2015, 100: 68-74.

[90] Buchanan M S, Connolly J D, Kadir A A, et al. Sesquiterpenoids and diterpenoids from the
liverwort Jungermannia truncata [J]. Phytochemistry (Oxford), 1996, 42 (6): 1641-1646.

[91] Chen X, Zhang J, Liu J H, et al. Biotransformation of *p*-, *m*-, and *o*-hydroxybenzoic acids by
Panax ginseng hairy root cultures [J]. Journal of Molecular Catalysis B: Enzymatic, 2008, 54:

72-75.

[92] 吴泳樟，张玉波，王国才，等. 洋蒲桃枝叶化学成分研究 [J]. 中药材，2015，38（4）：754-757.

[93] 李干鹏，罗阳，李尚秀，等. 小叶杜鹃花的化学成分研究 [J]. 中草药，2014，45（12）：1668-1672.

[94] 赵钟祥，阮金兰，金晶，等. 披针新月蕨根茎化学成分的研究 [J]. 中草药，2010，41（12）：1936-1939.

[95] 郑晓珂，董三丽. 浅裂鳞毛蕨地上部分二氢黄酮类化学成分研究 [J]. 中国药学杂志，2006，41（7）：500-501.

[96] Feng W S, Cao X W, Kuang H X, et al. Isolation and structure identification of a new flavanone from *Dryopteris sublaeta* [J]. Chinese Journal of Natural Medicines, 2005, 3（6）：336-339.

[97] Shi L, Feng X E, Cui J R, et al. Synthesis and biological activity of flavanone derivatives [J]. Bioorganic & Medicinal Chemistry Letters, 2010, 20（18）：5466-5468.

[98] Júnior G M, Sousa C D, Cavalheiro A, et al. Phenolic derivatives from fruits of *dipteryx lacunifera* DUCKE and evaluation of their antiradical activities [J]. Helvetica Chimica Acta, 2008, 91（11）：2159-2167.

[99] Devkota H P, Watanabe M, Watanabe T, et al. Diplomorphanins A and B: New *C*-methyl flavonoids from *Diplomorpha canescens* [J]. Chemical & Pharmaceutical Bulletin, 2013, 61（2）：242-244.

[100] Li X C, Jacob M R, Pasco D S, et al. Phenolic compounds from *Miconia myriantha* inhibiting *Candida* aspartic proteases [J]. Journal of Natural Products, 2001, 64（10）：1282-1285.

[101] 于磊，张东明. 铁篱巴果化学成分的研究 [J]. 中国中药杂志，2006，31（24）：2049-2052.

[102] Kim C Y, Lee H J, Lee M K, et al. One step purification of flavanone glycosides from *Poncirus trifoliata* by centrifugal partition chromatography [J]. Journal of Separation Science, 2015, 30（16）：2693-2697.

[103] Gülcemal D, Özgen Alankus-Calıskan, Karaalp C, et al. Phenolic glycosides with antiproteasomal activity from *Centaurea urvillei*, DC. subsp. *urvillei* [J]. Carbohydrate Research, 2010, 345（17）：2529-2533.

[104] Beninger C W, Abouzaid M M, Kistner A L, et al. A flavanone and two phenolic acids from *Chrysanthemum morifolium* with phytotoxic and insect growth regulating activity [J]. Journal of Chemical Ecology, 2004, 30（3）：589-606.

[105] Klaiklay S, Sukpondma Y, Rukachaisirikul V, et al. Flavanone glucuronides from the leaves of *Garcinia prainiana* [J]. Canadian Journal of Chemistry, 2011, 89 (4): 461-464.

[106] Liu W, Wu L. Flavones from *Helichrysi flos* syn. [J]. Chinese Journal of Natural Medicines, 2009, 7 (5): 357-360.

[107] 左飞鸿, 吴国江, 李进进, 等. 旱柳叶化学成分研究 [J]. 中药材, 2013, 36 (12): 1959-1962.

[108] 刘海洋, 何红平, 杨献文, 等. 蜡菊花的化学成分研究 [J]. 天然产物研究与开发, 2007, 19 (3): 423-426.

[109] Danton O, Alexander L, Hunlun C, et al. Bitter Taste impact and thermal conversion of a naringenin glycoside from *Cyclopia genistoides* [J]. Journal of Natural Products, 2018, 81: 2743-2749.

[110] Victoire C, Haagberrurier M, Lobsteinguth A, et al. Isolation of flavonol glycosides from *Ginkgo biloba* Leaves [J]. Planta Medica, 1988, 54 (3): 245-247.

[111] 吕芳, 徐筱杰. 粗糙黄堇化学成分的研究 [J]. 中草药, 2007, 38 (7): 990-991.

[112] Kazuma K, Noda N, Suzuki M. Malonylated flavonol glycosides from the petals of *Clitoria ternatea* [J]. Phytochemistry, 2003, 62 (2): 229-237.

[113] Lai Y F, Karchesy J J. Procyanidin dimers and trimers from *Douglas fir* inner bark [J]. Phytochemistry, 1989, 28 (6): 1743-1747.

[114] Tang W, Hioki H, Harada K, et al. Antioxidant phenylpropanoid-substituted epicatechins from *Trichilia catigua* [J]. Journal of Natural Products, 2007, 70 (12): 2010-2013.

[115] Wang L, Lou G, Ma Z, et al. Chemical constituents with antioxidant activities from litchi (*Litchi chinensis* Sonn.) seeds [J]. Food Chemistry, 2011, 126 (3): 1081-1087.

[116] 邵鹏, 张雪, 李畅, 等. 东方莱果蕨的化学成分研究 [J]. 中草药, 2011, 42 (8): 1481-1484.

[117] Murakami T, Kido T, Hori K, et al. Chemical and chemotaxonomical studies of filices. LXVII: The distribution of a flavanone with a modified B-ring, protofarrerol and its derivatives [J]. Yakugaku Zasshi, 1987, 107 (6): 416-419.

[118] Constantino M G, Losco P, Castellano E E. A novel synthesis of (±)-abscisic acid [J]. Journal of Organic Chemistry, 1989, 54 (3): 681-683.

[119] Pabst A, Barren D, Sémon E, et al. Two diastereomeric 3-oxoα-ionol-β-D-glucosides from raspberryfruit [J]. Phytochemistry, 1992, 31: 1649-1652.

[120] Matsunami K, Otsuka H, Takeda Y. Structural revisions of blumenol C glucoside and byzantionoside B [J]. Chemical & Pharmaceutical Bulletin, 2010, 58 (3): 438-441.

[121] Lee E H, Kim H J, Yun S S, et al. Constituents of the stems and fruits of *Opuntia ficus-indica*, var. saboten [J]. Archives of Pharmacal Research, 2003, 26 (12): 1018-1023.

[122] Matsumoto T, Nakamura S, Nakashima S, et al. Neolignan and megastigmane glucosides from the aerial parts of *Isodon japonicus* with cell protective effects on BaP-induced cytotoxicity [J]. Phytochemistry, 2017, 137: 101-108.

[123] Sarker S D, Dinan L, Sik V, et al. 9ξ-*O*-β-D-Glucopyranosyloxy-5-megastigmen-4-one from *Lamium album* [J]. Phytochemistry, 1997, 45 (7): 1431-1433.

[124] Morikawa T, Pan Y, Ninomiya K, et al. Iridoid and acyclic monoterpene glycosides, kankanosides L, M, N, O, and P from *Cistanche tubulosa* [J]. Chemical & Pharmaceutical Bulletin, 2010, 58 (10): 1403-1407.

[125] Ishikawa T, Kondo K, Kitajima J. Water-soluble constituents of coriander [J]. Chemical & Pharmaceutical Bulletin, 2003, 51 (1): 32-39.

[126] He S, Jiang Y, Tu P F. Chemical constituents from *Cinnamomum cassia* [J]. China Journal of Chinese Materia Medica, 2015, 40 (18): 3598-3602.

[127] 卢汝梅, 廖广凤, 韦建华, 等. 壮药一匹绸根茎的化学成分 [J]. 天然产物研究与开发, 2015, 27: 2060-2063.

[128] Koeduka T, Watanabe B, Suzuki S, et al. Characterization of raspberry ketone/zingerone synthase, catalyzing the alpha, beta-hydrogenation of phenylbutenones in raspberry fruits [J]. Biochemical & Biophysical Research Communications, 2011, 412 (1): 104-108.

[129] Ohmura K, Miyase T, Ueno A. Sesquiterpene glucosides and a phenylbutanoid glycoside from *Hypochoeris Redicata* [J]. Phytochemistry, 1989, 28 (7): 1919-1924.

[130] 段世廉, 唐生安, 秦楠, 等. 金鸡脚药效物质基础及其抗氧化活性 [J]. 中国中药杂志, 2012, 37 (10): 1402-1407.

[131] Nakatani N, Kayano S I, Kikuzaki H, et al. Identification, quantitative determination, and antioxidative activities of chlorogenic acid isomers in prune (*Prunus domestica* L.) [J]. Journal of Agricultural Food Chemistry, 2000, 48 (11): 5512-5516.

[132] Lee E J, Kim J S, Kim H P, et al. Phenolic constituents from the flower buds of *Lonicera japonica* and their 5-lipoxygenase inhibitory activities [J]. Food Chemistry, 2010, 120 (1): 134-139.

[133] Saito T, Yamane H, Murofushi N, et al. 4-*O*-Caffeoylshikimic and 4-*O*-(p-coumaroyl) shikimic acids from the dwarf tree fern, *Dicksonia antarctica* [J]. Journal of the Agricultural Chemical Society of Japan, 1997, 61 (8): 1397-1398.

[134] Chen J, Mangelinckx S, Ma L, et al. Caffeoylquinic acid derivatives isolated from the aerial

parts of *Gynura divaricata* and their yeast α-glucosidase and PTP1B inhibitory activity [J]. Fitoterapia, 2014, 99: 1-6.

[135] 冯卫生, 曹新伟, 匡海学, 等. 浅裂鳞毛蕨中的一个新二苯乙烯苷 [J]. 药学学报, 2005, 40 (12): 1131-1134.

[136] Funari C S, Gullo F P, Napolitano A, et al. Chemical and antifungal investigations of six Lippia species (*Verbenaceae*) from Brazil [J]. Food chemistry, 2012, 135 (3): 2086-2094.

[137] Moon S S, Rahman A A, Kim J Y, et al. Hanultarin, a cytotoxic lignan as an inhibitor of actin cytoskeleton polymerization from the seeds of *Trichosanthes kirilowii* [J]. Bioorganic & Medicinal Chemistry, 2008, 16 (15): 7264-7269.

[138] Ouyang M A, Wein Y S, Zhang Z K, et al. Inhibitory activity against tobacco mosaic virus (TMV) replication of pinoresinol and syringaresinol lignans and their glycosides from the root of *Rhus javanica* var. *roxburghiana* [J]. Journal of Agricultural & Food Chemistry, 2007, 55 (16): 6460-6465.

[139] 郑丹, 张晓琦, 王英, 等. 滇桂艾纳香地上部分的化学成分 [J]. 中国天然药物, 2007, 5 (6): 421-424.

[140] 王蒙蒙. 翻白叶树根的生物活性研究 [J]. 中草药, 2012, 43 (9): 1699-1703.

[141] Fujimatu E, Ishikawa T, Kitajima J. Aromatic compound glucosides, alkyl glucoside and glucide from the fruit of anise [J]. Phytochemistry, 2003, 63 (5): 609-616.

[142] Pan H, Lundgren L N. Phenolic extractives from root bark of *Picea abies* [J]. Phytochemistry, 1995, 39 (6): 1423-1428.

[143] Chen J, Chen J J, Gao K. Chemical constituents and biological activities of *Dicranopteris linearis* [J]. Chemistry of Natural Compounds, 2014, 49 (6): 1129-1131.

[144] Zhong X N, Otsuka H, Ide T, et al. Hydroquinone diglycoside acyl esters from the leaves of *Myrsine seguinii* [J]. Phytochemistry, 1999, 52 (5): 923-927.

[145] Park S J, Kim Y N, Kwak H J, et al. Estrogenic activity of constituents from the rhizomes of, *Rheum undulatum*, Linné [J]. Bioorganic & Medicinal Chemistry Letters, 2018, 28 (4): 552-557.

[146] 周凤娇, 王心龙, 王淑美, 等. 赤芝中一个新的酚性杂萜 [J]. 天然产物研究与开发, 2015, 27 (1): 22-25.

[147] Kulkarni R R, Jo A R, Kim Y H, et al. Epi-Leptosphaerin: A new L-isoascorbic acid derivative from marine sponges [J]. Natural Product Sciences, 2015, 21 (4): 293-296.

[148] Gao H W, Xie C, Wang H N, et al. Beneficial metabolic effects of nateglinide versus acarbose in patients with newly-diagnosed type 2 diabetes [J]. Acta Pharmacologica Sinica, 2007, 28

(4): 534-539.

[149] Silva E M, Souza J N S, Rogez H, et al. Antioxidant activities and polyphenolic contents of fifteen selected plant species from the amazonianregion [J]. Food Chemistry, 2007, 101 (3): 1012-1018.

[150] 黄克, 崔春, 赵谋明, 等. 天然抗氧化剂的增效作用及其对花生油抗氧化效果研究 [J]. 现代食品科技, 2012, 28 (9): 1139-1141.

[151] Smith C J, Zhang Y, Koboldt C M, et al. Pharmacological analysis of cyclooxygenase-1 in inflammation [J]. Proceedings of the National Academy of Sciences, 1998, 95 (22): 13313-13318.

[152] Zhu L J, Yi S, Li X, et al. *C*-glycosides from the stems of *Calophyllum membranaceum* [J]. Journal of Asian natural products research, 2018, 20 (1): 49-54.

[153] Thoden J B. Molecular structure of *Saccharomyces cerevisiae* Gal1p, a bifunctional galactokinase and transcriptional inducer [J]. Journal of Biological Chemistry, 2005, 280 (44): 36905-36911.

[154] Wu S B, Dastmalchi K, Long C, et al. Metabolite profiling of jaboticaba (*Myrciaria cauliflora*) and other dark-colored fruit juices [J]. Journal of Agricultural and Food Chemistry, 2012, 60 (30): 7513-7525.

[155] Xiang L, Wang Y, Yi X, et al. Chemical constituent and antioxidant activity of the husk of Chinese hickory [J]. Journal of Functional Foods, 2016, 23: 378-388.

[156] 张雪, 续洁琨, 王乃利, 等. 金钗石斛中联苄类和酚酸类成分的抗氧化活性研究 [J]. 中国药学杂志, 2008, 43 (11): 829-832.

[157] Ren J, Han E J, Chung S H. In Vivo and In vitro anti-inflammatory activities of α-linolenic acid isolated from actinidia polygama fruits [J]. Archives of Pharmacal Research, 2008, 30 (6): 708-714.

[158] Bergot B J, Baker F C, Lee E, et al. Absolute configuration of homomevalonate and 3-hydroxy-3-ethylglutaryl- and 3-hydroxy-3-methylglutaryl CoA, produced by cell-free extracts of insect corpora allata; cautionary note on prediction of absolute stereochemistry based on liquid chromatographic elution order of diastereomeric derivatives [J]. Journal of the American Chemical Society, 1979, 101 (24): 7432-7434.

[159] Eom H J, Lee D, Lee S, et al. Flavonoids and a limonoid from the fruits of *Citrus unshiu* and their biological activity [J]. Journal of Agricultural and Food Chemistry, 2016, 64: 7171-7178.

[160] Wang S S, Zhang X J, Que S, et al. 3-Hydroxy-3-methylglutaryl flavonol glycosides from

Oxytropis falcata [J]. Journal of Natural Products, 2012, 75 (7): 1359-1364.

[161] Krasteva I, Bratkov V, Bucar F, et al. Flavoalkaloids and flavonoids from Astragalus monspessulanus [J]. Journal of Natural Products, 2015, 78 (11): 2565-2571.

[162] Duc Hung N, Seo U M, Zhao B T, et al. Ellagitannin and flavonoid constituents from Agrimonia pilosa Ledeb. with their protein tyrosine phosphatase and acetylcholinesterase inhibitory activities [J]. Bioorganic Chemistry, 2017, 72: 293-300.

[163] Tatsuzawa F, Saito N, Mikanagi Y, et al. An unusual acylated malvidin 3-glucoside from flowers of Impatiens textori Miq. (Balsaminaceae) [J]. Phytochemistry, 2009, 70 (5): 672-674.

[164] Ma S G, Yuan S P, Liu Y B, et al. 3-Hydroxy-3-methylglutaryl flavone glycosides from the leaves of Turpinia arguta [J]. Fitoterapia, 2018, 124: 80-85.

[165] Di Donna L, De Luca G, Mazzotti F, et al. Statin-like principles of bergamot fruit (Citrus bergamia): Isolation of 3-hydroxymethylglutaryl flavonoid glycosides [J]. Journal of Natural Products, 2009, 72 (7): 1352-1354.

[166] Konig G M, Wright A D, Keller W J, et al. Hypoglycaemic activity of an HMG-containing flavonoid glucoside, chamaemeloside, from Chamaemelum nobile [J]. Planta Medica, 1998, 64 (7): 612-614.

[167] Jabrane A, Ben Jannet H, Miyamoto T, et al. Spirostane and cholestane glycosides from the bulbs of Allium nigrum L [J]. Food Chemistry, 2011, 125 (2): 447-455.

[168] Tolkacheva N V, Shashkov A S, Chirva V Y. Steroidal glycosides from Allium cyrillii bulbs [J]. Chemistry of Natural Compounds, 2012, 48 (2): 272-275.

[169] Mimaki Y, Kawashima K, Kanmoto T, et al. Steroidal glycosides from Allium albopilosum and A. ostrowskianum [J]. Phytochemistry, 1993, 34 (3): 799-805.

[170] Mimaki Y, Nakamura O, Sashida Y, et al. Steroidal saponins from the bulbs of Lilium Regale and L. Henryi [J]. Phytochemistry, 1993, 33 (3): 675-682.

[171] Mimaki Y, Nakamura O, Sashida Y, et al. Steroidal saponins from the bulbs of Lilium-Longiflorum and their antitumor-promoter activity [J]. Phytochemistry, 1994, 37 (1): 227-232.

[172] Hong X X, Luo J G, Guo C, et al. New steroidal saponins from the bulbs of Lilium brownii var. viridulum [J]. Carbohydrate Research, 2012, 361: 19-26.

[173] Ma L, Gu Y C, Luo J G, et al. Triterpenoid saponins from Dianthus versicolor [J]. Journal of Natural Products, 2009, 72 (4): 640-644.

[174] Zhao J, Nakamura N, Hattori M, et al. New triterpenoid saponins from the roots of Sinocrassula asclepiadea [J]. Chemical & Pharmaceutical Bulletin, 2004, 52 (2): 230-237.

[175] Plaza A, Cinco M, Tubaro A, et al. New triterpene glycosides from the stems of *Anomospermum grandifolium* [J]. *Journal of Natural Products*, 2003, 66 (12): 1606-1610.

[176] Kim K H, Moon E, Choi S U, et al. Lanostane triterpenoids from the mushroom *Naematoloma fasciculare* [J]. Journal of Natural Products, 2013, 76 (5): 845-851.

[177] Wang K, Bao L, Xiong W, et al. Lanostane triterpenes from the Tibetan medicinal mushroom *Ganoderma leucocontextum* and their inhibitory effects on HMG-CoA reductase and alpha-glucosidase [J]. Journal of Natural Products, 2015, 78 (8): 1977-1989.

[178] Wang Y, Zhang C L, Liu Y F, et al. Hepatoprotective triterpenoids and saponins of *Schefflera kwangsiensis* [J]. Planta Medica, 2014, 80 (2/3): 215-222.

[179] Morikawa T, Yamaguchi I, Matsuda H, et al. A new amide, piperchabamide F, and two new phenylpropanoid glycosides, piperchabaosides A and B, from the fruit of *Piper chaba* [J]. Chemical & Pharmaceutical Bulletin, 2009, 57 (11): 1292-1295.

[180] Fujimoto H, Nakamura E, Kim Y P, et al. Immunomodulatory constituents from an Ascomycete, *Eupenicillium crustaceum*, and revised absolute structure of macrophorin D [J]. Journal of Natural Products, 2001, 64 (9): 1234-1237.

[181] Schliemann W, Kolbe B, Schmidt J, et al. Accumulation of apocarotenoids in mycorrhizal roots of leek (*Allium porrum*) [J]. Phytochemistry, 2008, 69 (8): 1680-1688.

[182] Dubois M A, Wierer M, Wagner H. Palustroside, a coumarin glucoside ester from *Ledum palustre* [J]. Phytochemistry, 1990, 29 (10): 3369-3371.

[183] Fischer H, Romer A, Ulbrich B, et al. A new biscoumarin glucoside ester from *Ruta chalepensis* cell cultures [J]. Planta medica, 1988, 54 (5): 398-400.

[184] Mohamed K M, Ohtani K, Kasai R, et al. 3-Hydroxy-3-methylglutaryl dolabellane diterpenes from *Chrozophora obliqua* [J]. Phytochemistry, 1995, 39 (1): 151-161.

[185] Yang Y N, Zhu H, Chen Z, et al. NMR spectroscopic method for the assignment of 3,5-dioxygenated aromatic rings in natural products [J]. Journal of Natural Products, 2015, 78 (4): 705-711.

附　　录

化合物去甲基荚果蕨酚（**1**）的高分辨质谱结果如附图 1 所示。

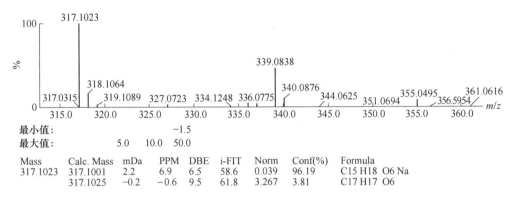

Mass	Calc. Mass	mDa	PPM	DBE	i-FIT	Norm	Conf(%)	Formula
317.1023	317.1001	2.2	6.9	6.5	58.6	0.039	96.19	C15 H18 O6 Na
	317.1025	−0.2	−0.6	9.5	61.8	3.267	3.81	C17 H17 O6

附图 1　化合物去甲基荚果蕨酚（**1**）的高分辨质谱结果

化合物去甲基荚果蕨酚（**1**）的紫外光谱结果如附图 2 所示。

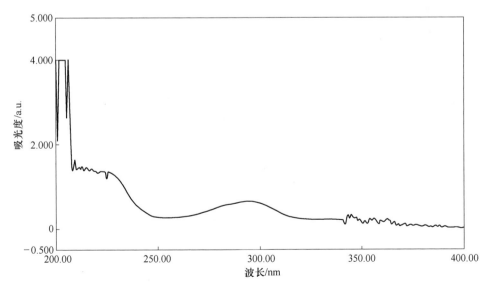

附图 2　化合物去甲基荚果蕨酚（**1**）的紫外光谱结果

化合物去甲基荬果蕨酚（**1**）的红外光谱结果如附图 3 所示。

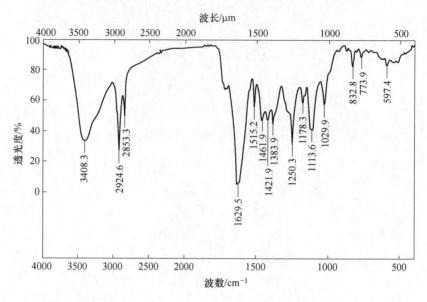

附图 3　化合物去甲基荬果蕨酚（**1**）的红外光谱结果

化合物去甲基荬果蕨酚（**1**）的^{1}H-NMR 图谱如附图 4 所示。

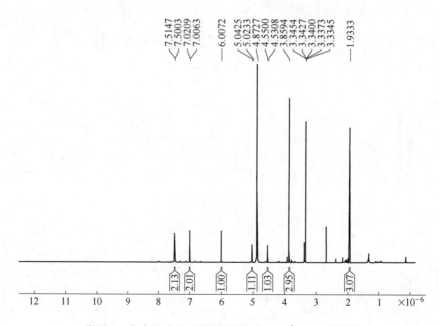

附图 4　化合物去甲基荬果蕨酚（**1**）的^{1}H-NMR 图谱

化合物去甲基荬果蕨酚（**1**）的^{13}C-NMR 和 DEPT135 图谱如附图 5 所示。

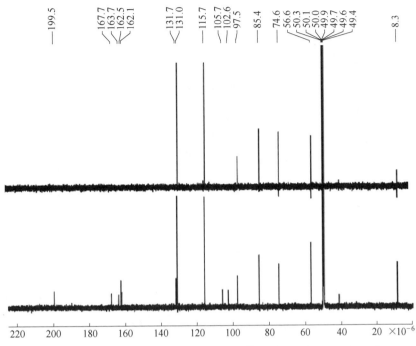

附图 5　化合物去甲基荬果蕨酚（**1**）的^{13}C-NMR 和 DEPT135 图谱

化合物去甲基荬果蕨酚（**1**）的^{1}H-^{1}H COSY 图谱如附图 6 所示。

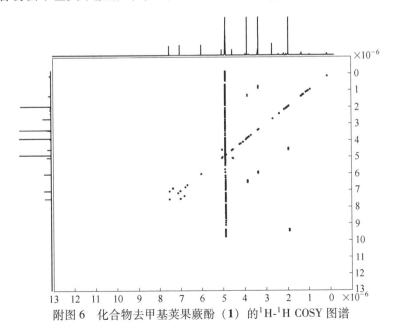

附图 6　化合物去甲基荬果蕨酚（**1**）的^{1}H-^{1}H COSY 图谱

化合物去甲基荚果蕨酚（**1**）的 HSQC 图谱如附图 7 所示。

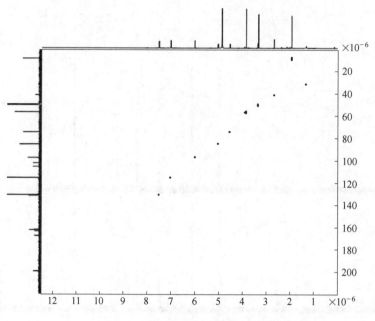

附图 7 化合物去甲基荚果蕨酚（**1**）的 HSQC 图谱

化合物去甲基荚果蕨酚（**1**）的 HMBC 图谱如附图 8 所示。

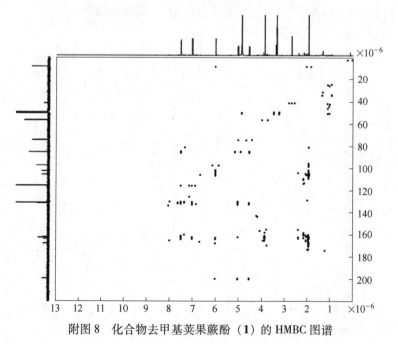

附图 8 化合物去甲基荚果蕨酚（**1**）的 HMBC 图谱

化合物去甲基荚果蕨酚（**1**）的 CD 图谱如附图 9 所示。

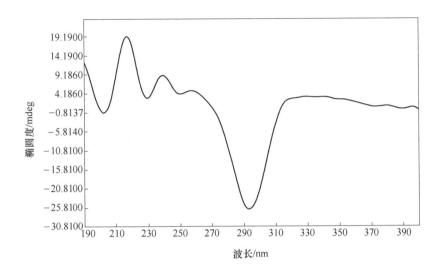

附图 9　化合物去甲基荚果蕨酚（**1**）的 CD 图谱

化合物 matteflavoside H（**2**）的高分辨图谱如附图 10 所示。

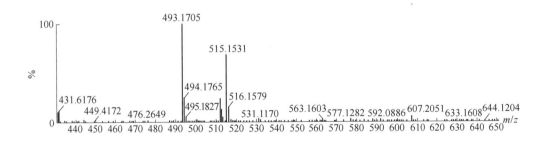

最小值:				−1.5				
最大值:		5.0	10.0	50.0				
Mass	Calc. Mass	mDa	PPM	DBE	i-FIT	Norm	Conf(%)	Formula
493.1705	493.1710	−0.5	−1.0	10.5	54.7	n/a	n/a	C24 H29 O11

附图 10　化合物 matteflavoside H（**2**）的高分辨图谱

化合物 matteflavoside H（**2**）的紫外光谱如附图 11 所示。

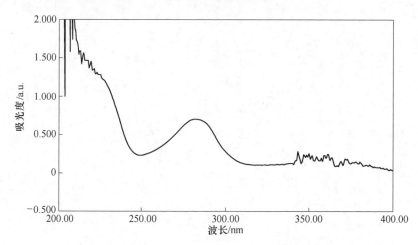

附图 11　化合物 matteflavoside H（**2**）的紫外光谱

化合物 matteflavoside H（**2**）的¹H-NMR 图谱如附图 12 所示。

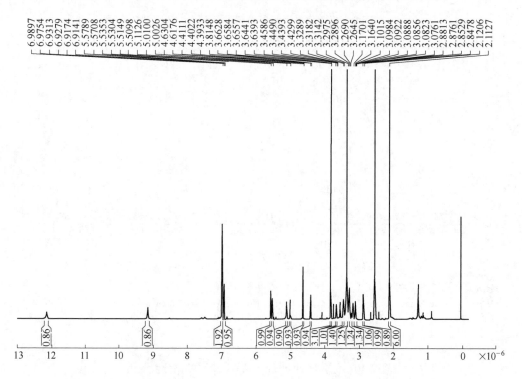

附图 12　化合物 matteflavoside H（**2**）的¹H-NMR 图谱

化合物 matteflavoside H（**2**）的 ^{13}C-NMR 和 DEPΓ135 图谱如附图 13 所示。

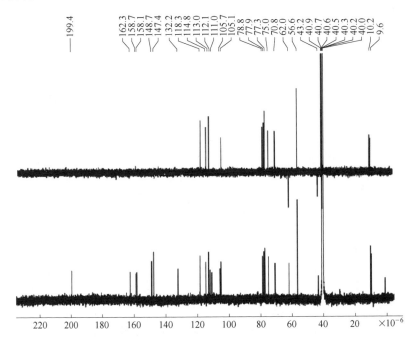

附图 13　化合物 matteflavoside H（**2**）的 ^{13}C-NMR 和 DEPT135 图谱

化合物 matteflavoside H（**2**）的 ^{1}H-^{1}H COSY 图谱如附图 14 所示。

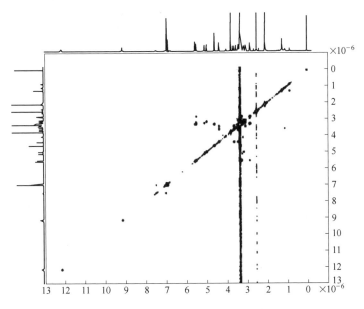

附图 14　化合物 matteflavoside H（**2**）的 ^{1}H-^{1}H COSY 图谱

化合物 matteflavoside H（**2**）的 HSQC 图谱如附图 15 所示。

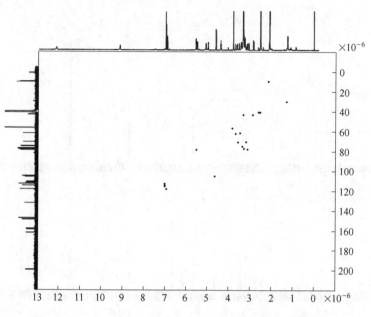

附图 15　化合物 matteflavoside H（**2**）的 HSQC 图谱

化合物 matteflavoside H（**2**）的 HMBC 图谱如附图 16 所示。

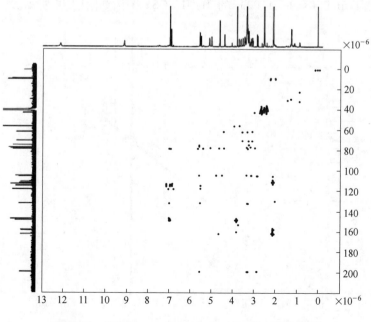

附图 16　化合物 matteflavoside H（**2**）的 HMBC 图谱

化合物 matteflavoside H（**2**）的 CD 图谱如附图 17 所示。

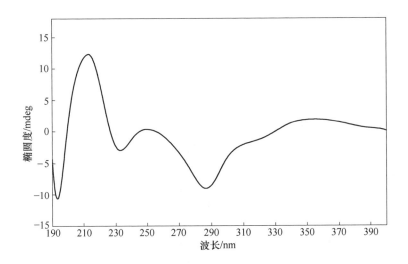

附图 17　化合物 matteflavoside H（**2**）的 CD 图谱

化合物 matteflavoside I（**3**）的高分辨图谱如附图 18 所示。

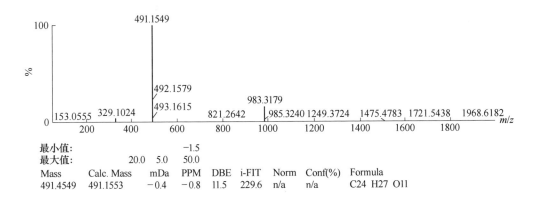

最小值：			-1.5					
最大值：		20.0	5.0	50.0				
Mass	Calc. Mass	mDa	PPM	DBE	i-FIT	Norm	Conf(%)	Formula
491.4549	491.1553	-0.4	-0.8	11.5	229.6	n/a	n/a	C24 H27 O11

附图 18　化合物 matteflavoside I（**3**）的高分辨图谱

化合物 matteflavoside I（**3**）的紫外光谱如附图 19 所示。

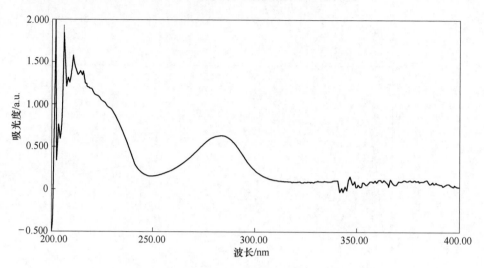

附图 19　化合物 matteflavoside I（**3**）的紫外光谱

化合物 matteflavoside I（**3**）的红外光谱如附图 20 所示。

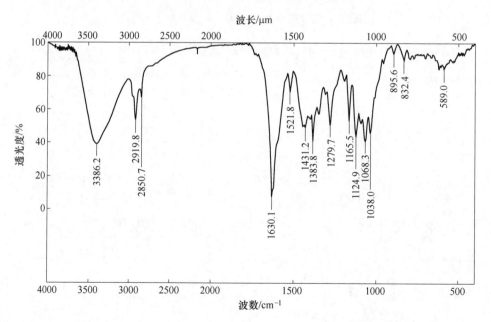

附图 20　化合物 matteflavoside I（**3**）的红外光谱

化合物 matteflavoside I（**3**）的^{1}H-NMR 图谱如附图 21 所示。

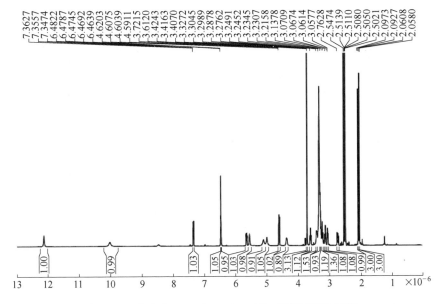

附图 21　化合物 matteflavoside I（**3**）的^{1}H-NMR 图谱

化合物 matteflavoside I（**3**）的^{13}C-NMR 和 DEPT135 图谱如附图 22 所示。

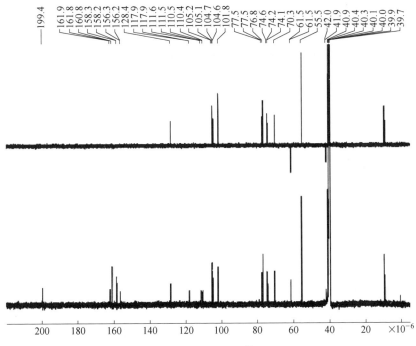

附图 22　化合物 matteflavoside I（**3**）的^{13}C-NMR 和 DEPT135 图谱

化合物 matteflavoside I（**3**）的^{1}H-^{1}H COSY 图谱如附图 23 所示。

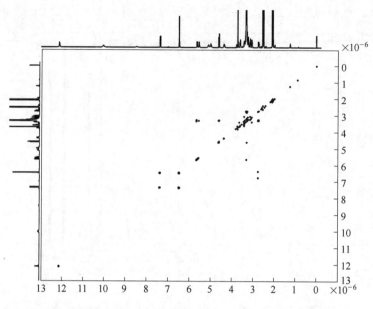

附图 23　化合物 matteflavoside I（**3**）的^{1}H-^{1}H COSY 图谱

化合物 matteflavoside I（**3**）的 HSQC 图谱如附图 24 所示。

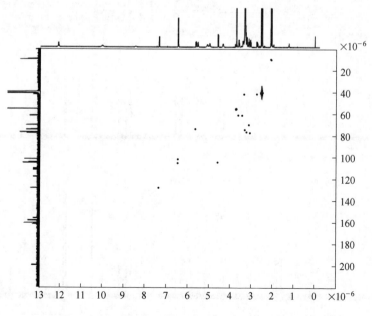

附图 24　化合物 matteflavoside I（**3**）的 HSQC 图谱

化合物 matteflavoside I（**3**）的 HMBC 图谱如附图 25 所示。

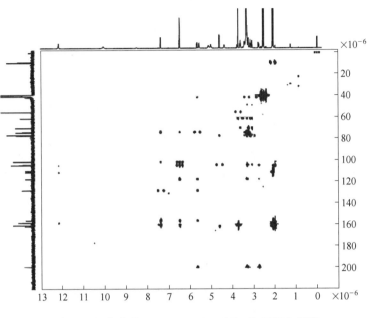

附图 25　化合物 matteflavoside I（**3**）的 HMBC 图谱

化合物 matteflavoside I（**3**）的 CD 图谱如附图 26 所示。

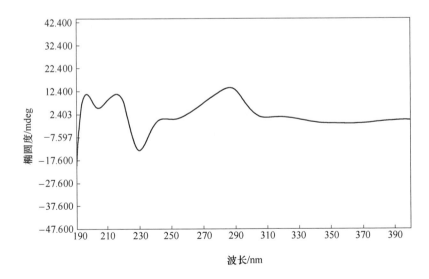

附图 26　化合物 matteflavoside I（**3**）的 CD 图谱

化合物 matteflavoside J（**4**）的高分辨图谱如附图 27 所示。

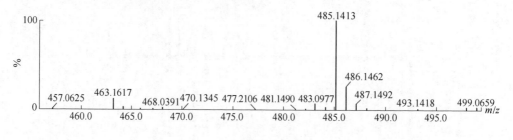

| 最小值： | | | | | | | | −1.5 |
| 最大值： | | 5.0 | 10.0 | 50.0 | | | | |

Mass	Calc. Mass	mDa	PPM	DBE	i-FIT	Norm	Conf(%)	Formula
463.1617	463.1580	3.7	8.0	7.5	19.1	0.355	70.12	C21 H28 O10 Na
	463.1604	1.3	2.8	10.5	20.0	1.219	29.56	C23 H27 O10
	463.1663	−4.6	−9.9	1.5	24.8	5.975	0.25	C16 H31 O15
	463.1639	−2.2	−4.7	−1.5	26.1	7.276	0.07	C14 H32 O15 Na

附图 27　化合物 matteflavoside J（**4**）的高分辨图谱

化合物 matteflavoside J（**4**）的紫外光谱如附图 28 所示。

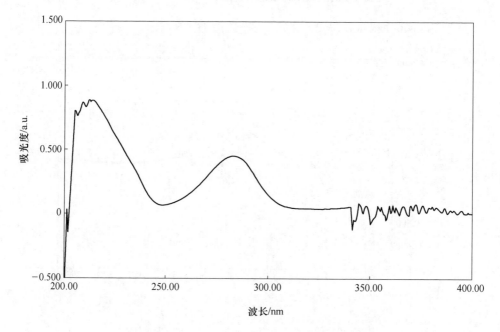

附图 28　化合物 matteflavoside J（**4**）的紫外光谱

化合物 matteflavoside J（**4**）的 ^{1}H-NMR 图谱如附图 29 所示。

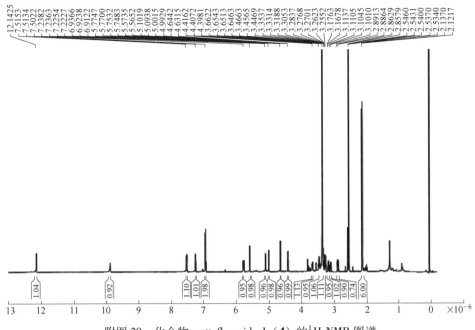

附图 29　化合物 matteflavoside J（**4**）的 ^{1}H-NMR 图谱

化合物 matteflavoside J（**4**）的 ^{13}C-NMR 和 DEPT135 图谱如附图 30 所示。

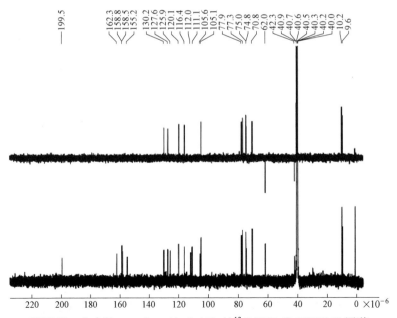

附图 30　化合物 matteflavoside J（**4**）的 ^{13}C-NMR 和 DEPT135 图谱

化合物 matteflavoside J（**4**）的^{1}H-^{1}H COSY 图谱如附图 31 所示。

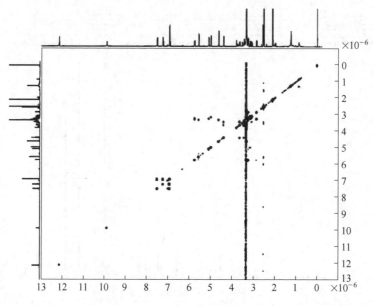

附图 31　化合物 matteflavoside J（**4**）的^{1}H-^{1}H COSY 图谱

化合物 matteflavoside J（**4**）的 HSQC 图谱如附图 32 所示。

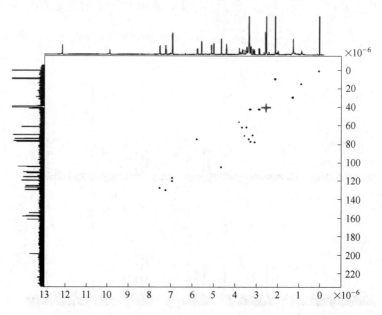

附图 32　化合物 matteflavoside J（**4**）的 HSQC 图谱

化合物 matteflavoside J（**4**）的 HMBC 图谱如附图 33 所示。

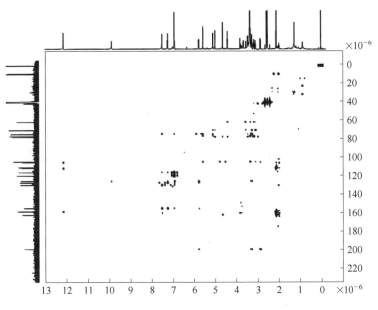

附图 33　化合物 matteflavoside J（**4**）的 HMBC 图谱

化合物 matteflavoside J（**4**）的 CD 图谱如附图 34 所示。

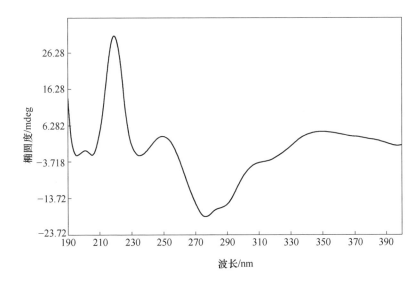

附图 34　化合物 matteflavoside J（**4**）的 CD 图谱

化合物 matteuinterate A（**5**）的高分辨图谱如附图 35 所示。

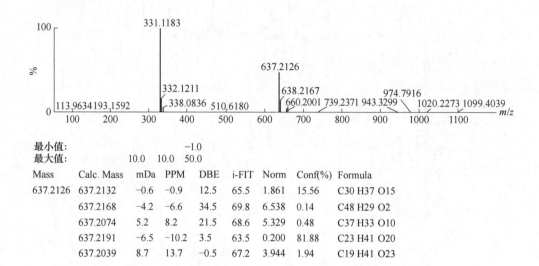

Mass	Calc. Mass	mDa	PPM	DBE	i-FIT	Norm	Conf(%)	Formula
637.2126	637.2132	-0.6	-0.9	12.5	65.5	1.861	15.56	C30 H37 O15
	637.2168	-4.2	-6.6	34.5	69.8	6.538	0.14	C48 H29 O2
	637.2074	5.2	8.2	21.5	68.6	5.329	0.48	C37 H33 O10
	637.2191	-6.5	-10.2	3.5	63.5	0.200	81.88	C23 H41 O20
	637.2039	8.7	13.7	-0.5	67.2	3.944	1.94	C19 H41 O23

最小值: −1.0
最大值: 10.0 10.0 50.0

附图 35　化合物 matteuinterate A（**5**）的高分辨图谱

化合物 matteuinterate A（**5**）的紫外光谱如附图 36 所示。

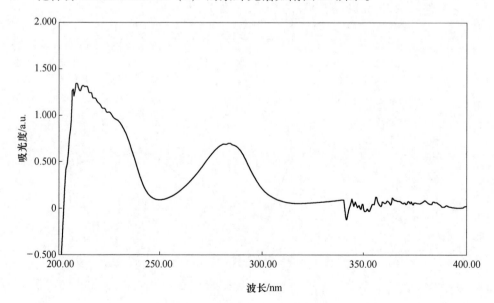

附图 36　化合物 matteuinterate A（**5**）的紫外光谱

化合物 matteuinterate A（**5**）的红外光谱如附图 37 所示。

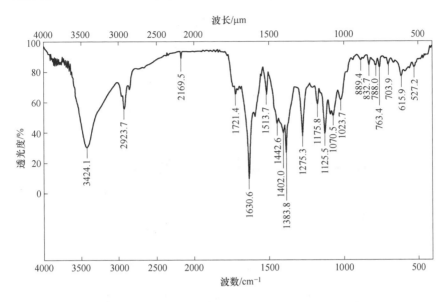

附图 37　化合物 matteuinterate A（**5**）的红外光谱

化合物 matteuinterate A（**5**）的 ^{1}H-NMR 图谱如附图 38 所示。

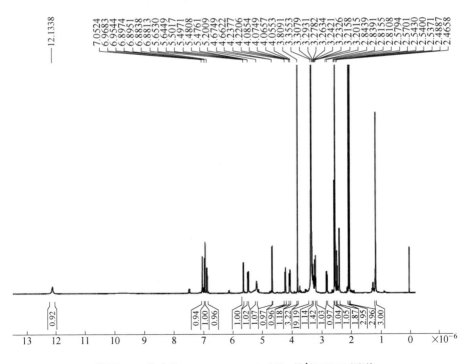

附图 38　化合物 matteuinterate A（**5**）的 ^{1}H-NMR 图谱

化合物 matteuinterate A（**5**）的 ^{13}C-NMR 和 DEP135 图谱如附图 39 所示。

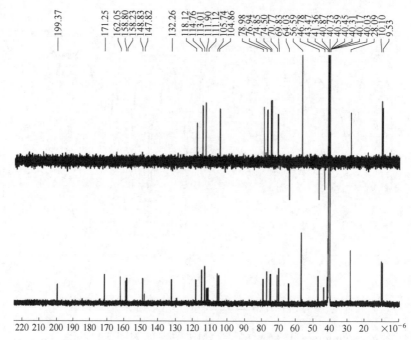

附图 39　化合物 matteuinterate A（**5**）的 ^{13}C-NMR 和 DEPT135 图谱

化合物 matteuinterate A（**5**）的 ^{1}H-^{1}H COSY 图谱如附图 40 所示。

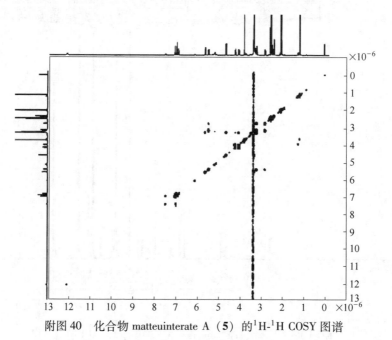

附图 40　化合物 matteuinterate A（**5**）的 ^{1}H-^{1}H COSY 图谱

化合物 matteuinterate A（**5**）的 HSQC 图谱如附图 41 所示。

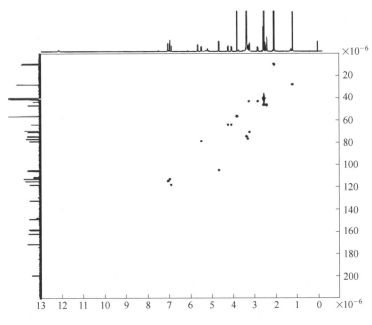

附图 41　化合物 matteuinterate A（**5**）的 HSQC 图谱

化合物 matteuinterate A（**5**）的 HMBC 图谱如附图 42 所示。

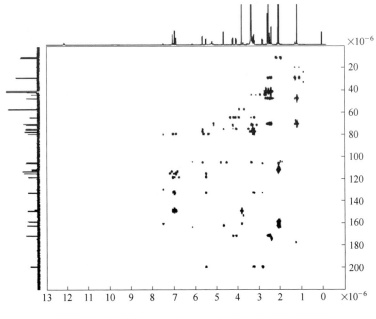

附图 42　化合物 matteuinterate A（**5**）的 HMBC 图谱

化合物 matteuinterate A （**5**） 的 CD 图谱如附图 43 所示。

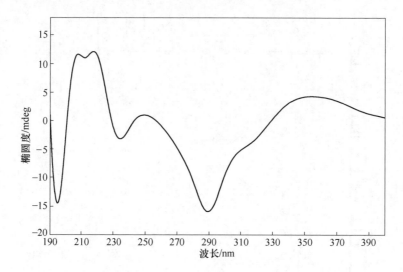

附图 43 化合物 matteuinterate A （**5**） 的 CD 图谱

以化合物 5C 为代表的 HMG 侧链衍生物[1]H-NMR 图谱如附图 44 所示。

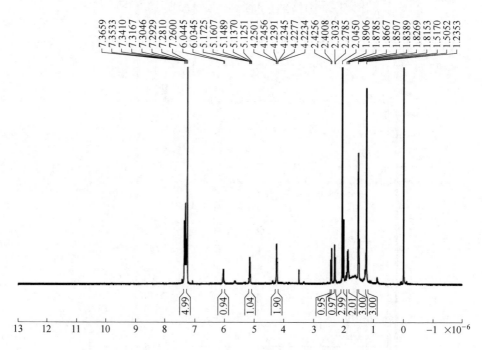

附图 44 以化合物 5C 为代表的 HMG 侧链衍生物[1]H-NMR 图谱

化合物 matteuinterate B（**6**）的高分辨图谱如附图 45 所示。

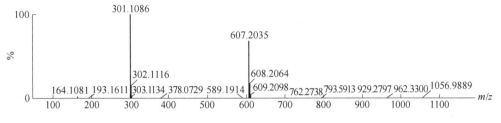

Mass	Calc. Mass	mDa	PPM	DBE	i-FIT	Norm	Conf(%)	Formula
607.2035	607.2027	0.8	1.3	12.5	215.0	1.275	27.94	C29 H35 O14
	607.2062	-2.7	-4.4	34.5	218.6	4.910	0.74	C47 H27 O
	607.2086	-5.1	-8.4	3.5	214.1	0.355	70.13	C22 H39 O19
	607.1968	6.7	11.0	21.5	218.3	4.591	1.01	C36 H31 O9
	607.2121	-8.6	-14.2	25.5	220.0	6.289	0.19	C40 H31 O6

最小值： −1.0
最大值： 10.0　10.0　50.0

附图 45　化合物 matteuinterate B（**6**）的高分辨图谱

化合物 matteuinterate B（**6**）的紫外光谱如附图 46 所示。

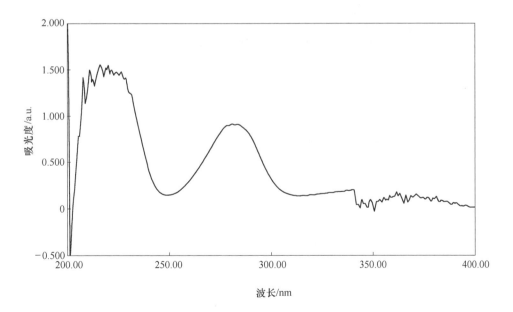

附图 46　化合物 matteuinterate B（**6**）的紫外光谱

化合物 matteuinterate B（**6**）的红外光谱如附图 47 所示。

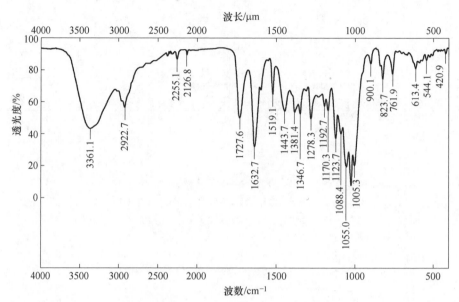

附图 47 化合物 matteuinterate B（**6**）的红外光谱

化合物 matteuinterate B（**6**）的 ^{1}H-NMR 图谱如附图 48 所示。

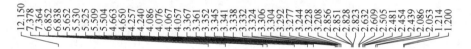

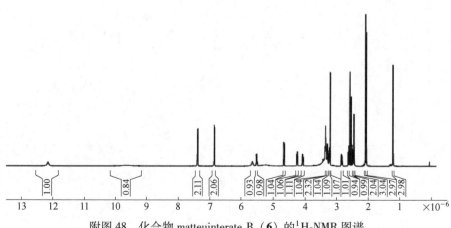

附图 48 化合物 matteuinterate B（**6**）的 ^{1}H-NMR 图谱

化合物 matteuinterate B（**6**）的^{13}C-NMR 和 DEPT135 图谱如附图 49 所示。

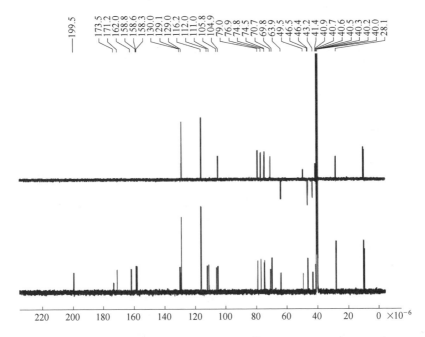

附图 49 化合物 matteuinterate B（**6**）的^{13}C-NMR 和 DEPT135 图谱

化合物 matteuinterate B（**6**）的^{1}H-^{1}H COSY 图谱如附图 50 所示。

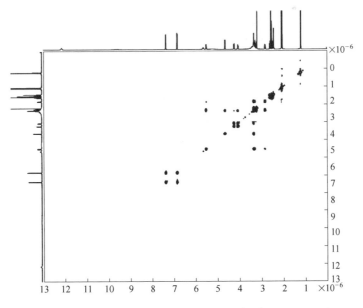

附图 50 化合物 matteuinterate B（**6**）的^{1}H-^{1}H COSY 图谱

化合物 matteuinterate B（**6**）的 HSQC 图谱如附图 51 所示。

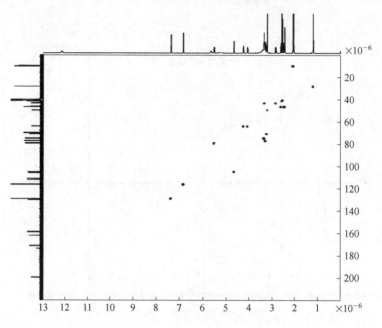

附图 51　化合物 matteuinterate B（**6**）的 HSQC 图谱

化合物 matteuinterate B（**6**）的 HMBC 图谱如附图 52 所示。

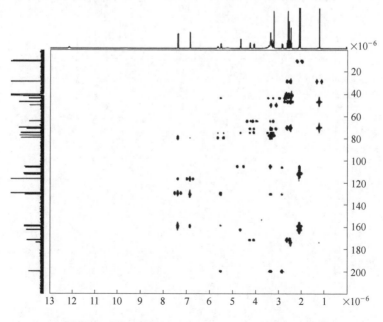

附图 52　化合物 matteuinterate B（**6**）的 HMBC 图谱

化合物 matteuinterate B（**6**）的 CD 图谱如附图 53 所示。

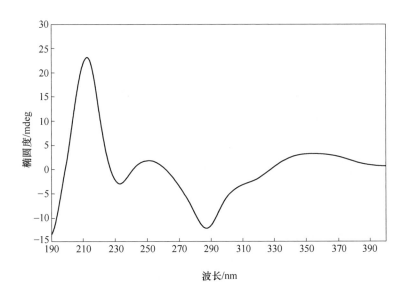

附图 53　化合物 matteuinterate B（**6**）的 CD 图谱

化合物 matteuinterate C（**7**）的高分辨图谱如附图 54 所示。

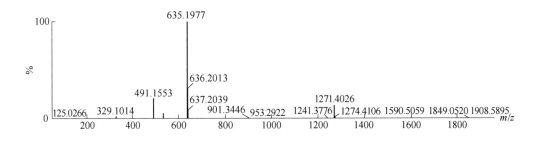

| 最小值： | | | | −1.5 | | | | |

| 最大值： | | | 20.0 | 5.0 | 50.0 | | | |

Mass	Calc. Mass	mDa	PPM	DBE	i-FIT	Norm	Conf(%)	Formula
635.1977	635.1976	0.1	0.2	13.5	190.1	n/a	n/a	C30 H35 O15

附图 54　化合物 matteuinterate C（**7**）的高分辨图谱

化合物 matteuinterate C（**7**）的紫外光谱如附图 55 所示。

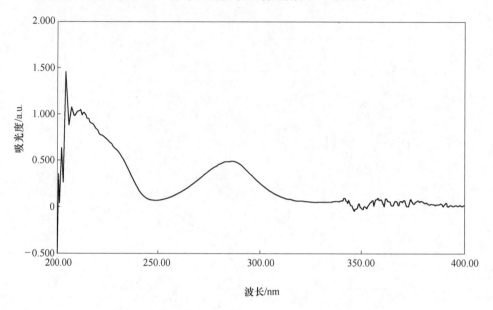

附图 55　化合物 matteuinterate C（**7**）的紫外光谱

化合物 matteuinterate C（**7**）的红外光谱如附图 56 所示。

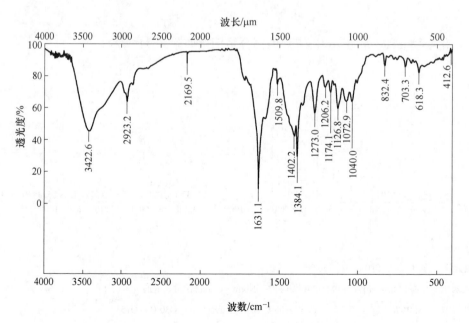

附图 56　化合物 matteuinterate C（**7**）的红外光谱

化合物 matteuinterate C （**7**）的¹H-NMR 图谱如附图 57 所示。

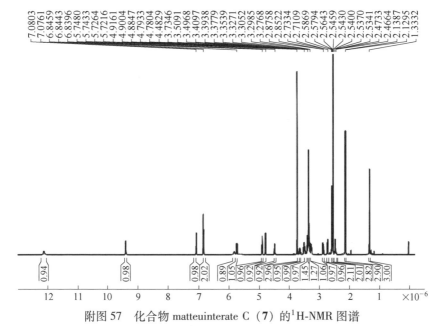

附图 57　化合物 matteuinterate C （**7**）的¹H-NMR 图谱

化合物 matteuinterate C （**7**）的¹³C-NMR 和 DEPT135 图谱如附图 58 所示。

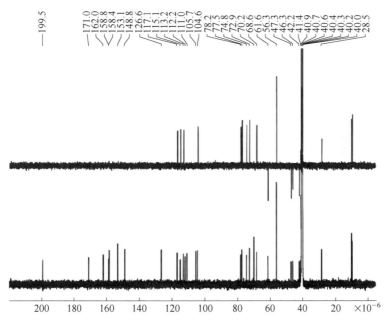

附图 58　化合物 matteuinterate C （**7**）的¹³C-NMR 和 DEPT135 图谱

化合物 matteuinterate C (**7**) 的 ^{1}H-^{1}H COSY 图谱如附图 59 所示。

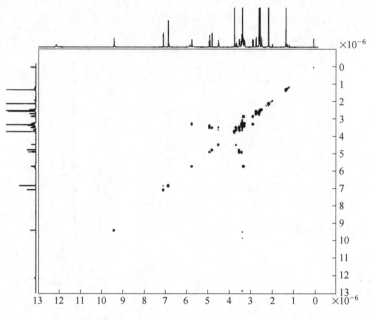

附图 59　化合物 matteuinterate C（**7**）的 ^{1}H-^{1}H COSY 图谱

化合物 matteuinterate C（**7**）的 HSQC 图谱如附图 60 所示。

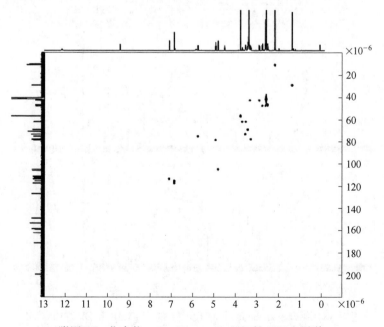

附图 60　化合物 matteuinterate C（**7**）的 HSQC 图谱

化合物 matteuinterate C（**7**）的 HMBC 图谱如附图 61 所示。

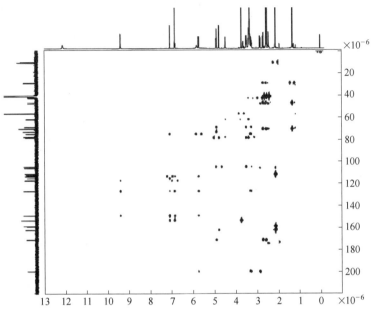

附图 61　化合物 matteuinterate C（**7**）的 HMBC 图谱

化合物 matteuinterate C（**7**）的 CD 图谱如附图 62 所示。

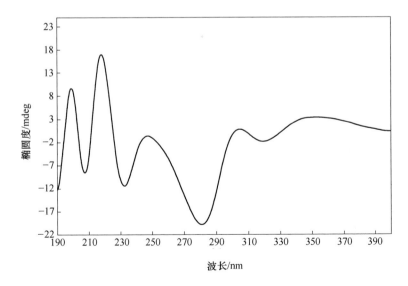

附图 62　化合物 matteuinterate C（**7**）的 CD 图谱

化合物 matteuinterate D（**8**）的高分辨图谱如附图 63 所示。

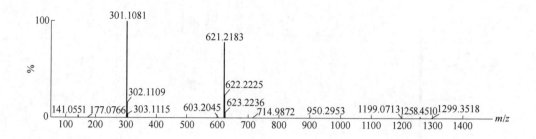

最小值：　　　　　　　　　　-1.5

最大值：　　　　5.0　　10.0　50.0

Mass	Calc. Mass	mDa	PPM	DBE	i-FIT	Norm	Conf(%)	Formula
621.2183	621.2183	0.0	0.0	12.5	306.5	n/a	n/a	C30 H37 O14

附图63　化合物 matteuinterate D（**8**）的高分辨图谱

化合物 matteuinterate D（**8**）的紫外光谱如附图 64 所示。

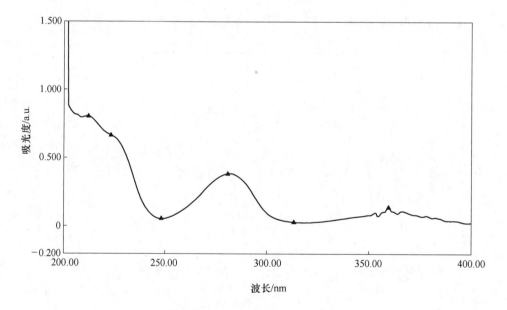

附图64　化合物 matteuinterate D（**8**）的紫外光谱

化合物 matteuinterate D（**8**）的 ^{1}H-NMR 图谱如附图 65 所示。

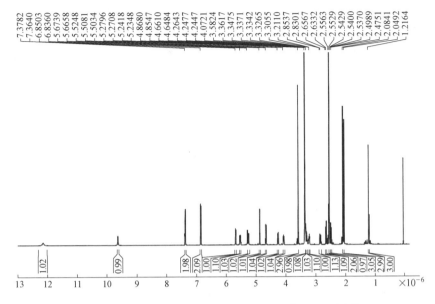

附图 65　化合物 matteuinterate D（**8**）的 ^{1}H-NMR 图谱

化合物 matteuinterate D（**8**）的 ^{13}C-NMR 和 DEPT135 图谱如附图 66 所示。

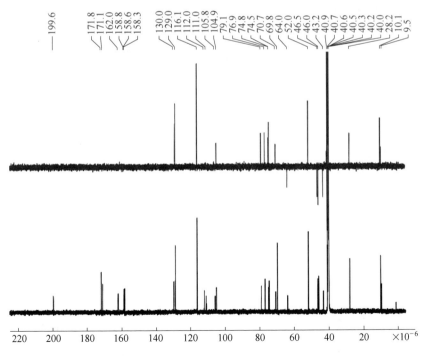

附图 66　化合物 matteuinterate D（**8**）的 ^{13}C-NMR 和 DEPT135 图谱

化合物 matteuinterate D（**8**）的 ^{1}H-^{1}H COSY 图谱如附图 67 所示。

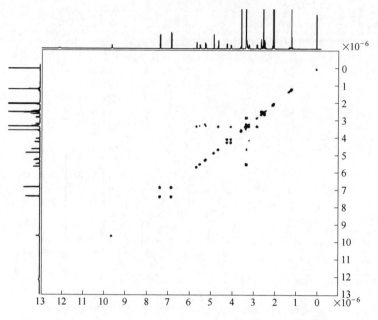

附图 67　化合物 matteuinterate D（**8**）的 ^{1}H-^{1}H COSY 图谱

化合物 matteuinterate D（**8**）的 HSQC 图谱如附图 68 所示。

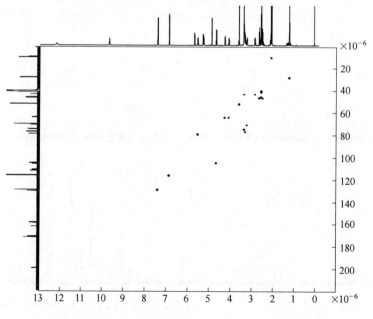

附图 68　化合物 matteuinterate D（**8**）的 HSQC 图谱

化合物 matteuinterate D（**8**）的 HMBC 图谱如附图 69 所示。

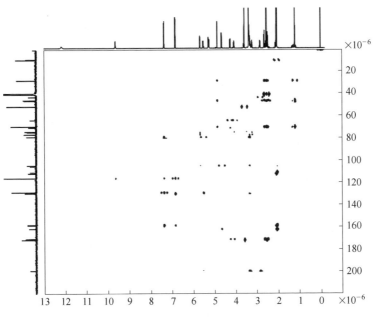

附图 69　化合物 matteuinterate D（**8**）的 HMBC 图谱

化合物 matteuinterate D（**8**）的 CD 图谱如附图 70 所示。

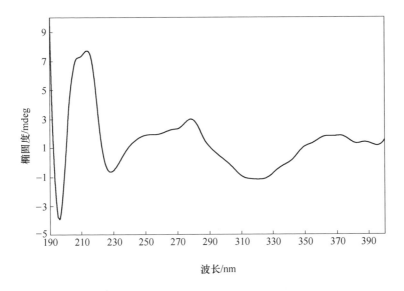

附图 70　化合物 matteuinterate D（**8**）的 CD 图谱

化合物 matteuinterate E（**9**）的高分辨图谱如附图 71 所示。

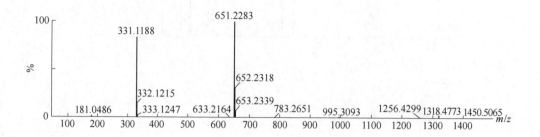

最小值：			−1.5				
最大值：	5.0	10.0	50.0				

Mass	Calc. Mass	mDa	PPM	DBE	i-FIT	Norm	Conf(%)	Formula
651.2283	651.2289	−0.6	−0.9	12.5	327.7	n/a	n/a	C31 H39 O15

附图 71　化合物 matteuinterate E（**9**）的高分辨图谱

化合物 matteuinterate E（**9**）的紫外光谱如附图 72 所示。

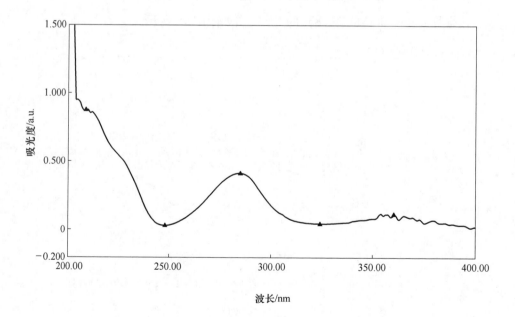

附图 72　化合物 matteuinterate E（**9**）的紫外光谱

化合物 matteuinterate E（**9**）的红外光谱如附图 73 所示。

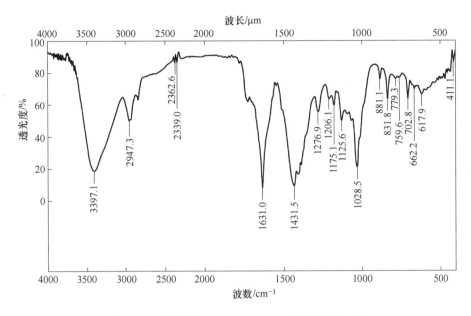

附图 73　化合物 matteuinterate E（**9**）的红外光谱

化合物 matteuinterate E（**9**）的 ^{1}H-NMR 图谱如附图 74 所示。

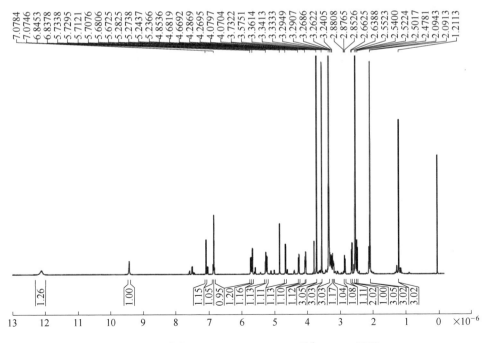

附图 74　化合物 matteuinterate E（**9**）的 ^{1}H-NMR 图谱

化合物 matteuinterate E（**9**）的^{13}C-NMR 和 DEPT135 图谱如附图 75 所示。

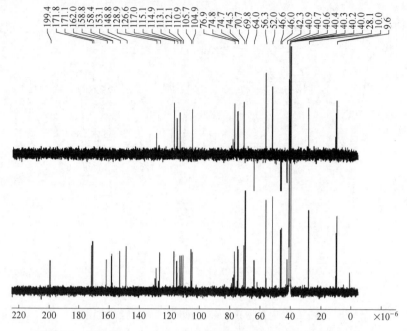

附图 75　化合物 matteuinterate E（**9**）的^{13}C-NMR 和 DEPT135 图谱

化合物 matteuinterate E（**9**）的^{1}H-^{1}H COSY 图谱如附图 76 所示。

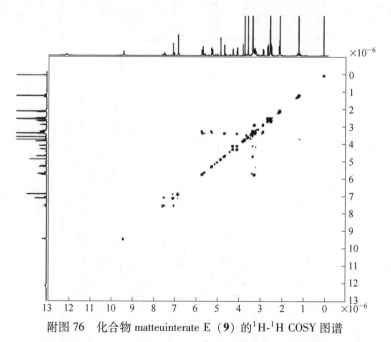

附图 76　化合物 matteuinterate E（**9**）的^{1}H-^{1}H COSY 图谱

化合物 matteuinterate E（**9**）的 HSQC 图谱如附图 77 所示。

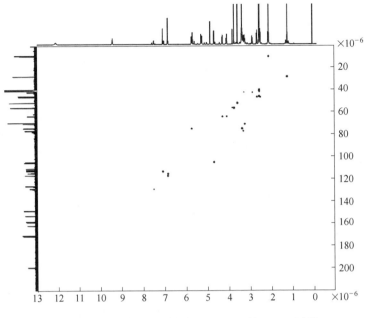

附图 77　化合物 matteuinterate E（**9**）的 HSQC 图谱

化合物 matteuinterate E（**9**）的 HMBC 图谱如附图 78 所示。

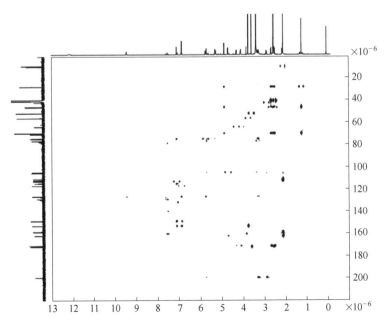

附图 78　化合物 matteuinterate E（**9**）的 HMBC 图谱

化合物 matteuinterate E（**9**）的 CD 图谱如附图 79 所示。

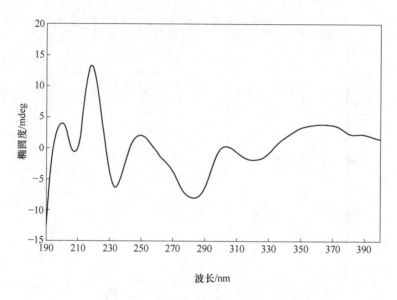

附图 79　化合物 matteuinterate E（**9**）的 CD 图谱

化合物 matteuinterate F（**10**）的高分辨图谱如附图 80 所示。

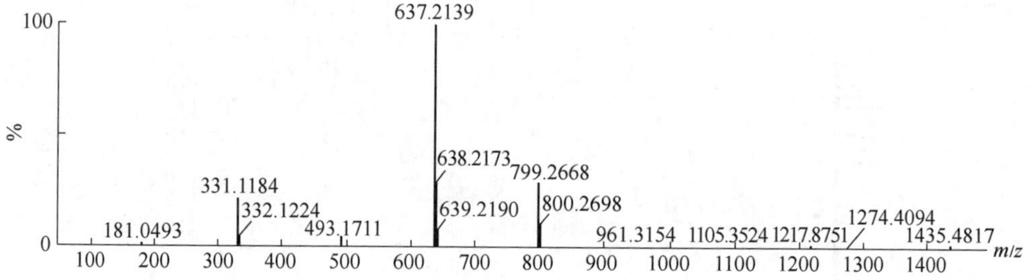

最小值:				−1.5				
最大值:		5.0	10.0	50.0				
Mass	Calc. Mass	mDa	PPM	DBE	i-FIT	Norm	Conf(%)	Formula
799.2668	799.2661	0.7	0.9	13.5	154.2	n/a	n/a	C36 H47 O20

附图 80　化合物 matteuinterate F（**10**）的高分辨图谱

化合物 matteuinterate F（**10**）的紫外光谱如附图 81 所示。

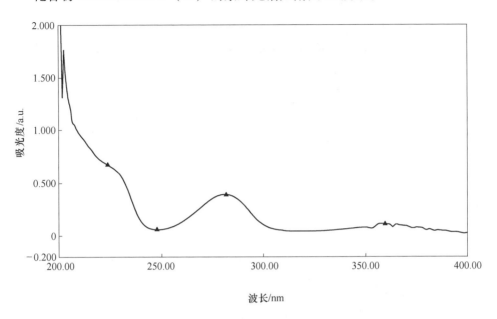

附图 81　化合物 matteuinterate F（**10**）的紫外光谱

化合物 matteuinterate F（**10**）的红外光谱如附图 82 所示。

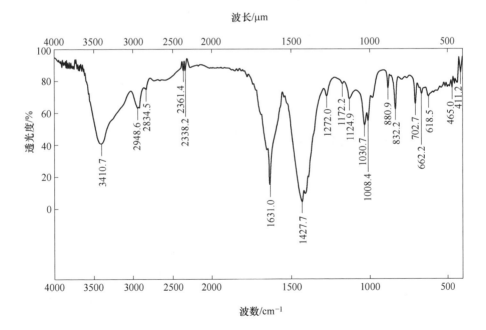

附图 82　化合物 matteuinterate F（**10**）的红外光谱

化合物 matteuinterate F（**10**）的 ¹H-NMR 图谱如附图 83 所示。

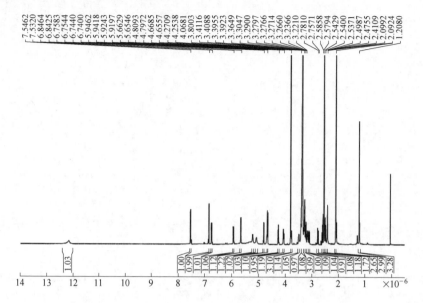

附图 83　化合物 matteuinterate F（**10**）的 ¹H-NMR 图谱

化合物 matteuinterate F（**10**）的 ¹³C-NMR 和 DEPT135 图谱如附图 84 所示。

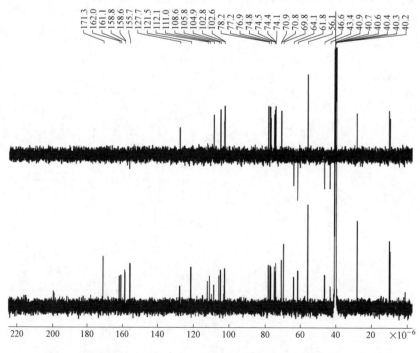

附图 84　化合物 matteuinterate F（**10**）的 ¹³C-NMR 和 DEPT135 图谱

化合物 matteuinterate F（**10**）的¹H-¹H COSY 图谱如附图 85 所示。

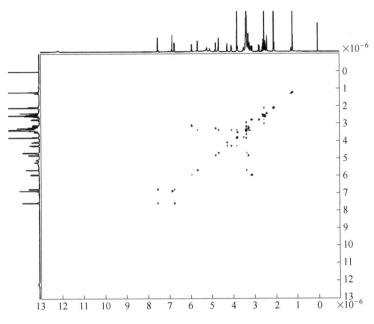

附图 85 化合物 matteuinterate F（**10**）的¹H-¹H COSY 图谱

化合物 matteuinterate F（**10**）的 HSQC 图谱如附图 86 所示。

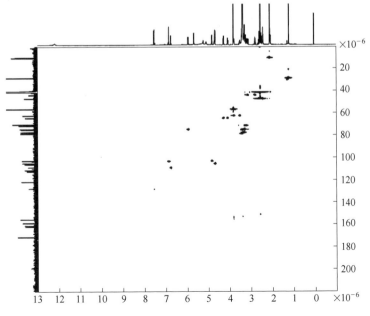

附图 86 化合物 matteuinterate F（**10**）的 HSQC 图谱

化合物 matteuinterate F（**10**）的 HMBC 图谱如附图 87 所示。

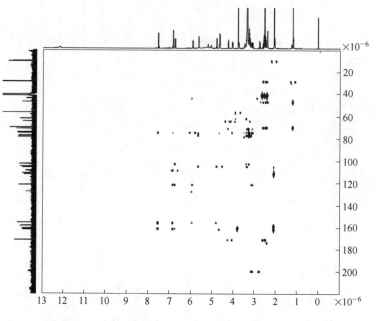

附图 87　化合物 matteuinterate F（**10**）的 HMBC 图谱

化合物 matteuinterate F（**10**）的 CD 图谱如附图 88 所示。

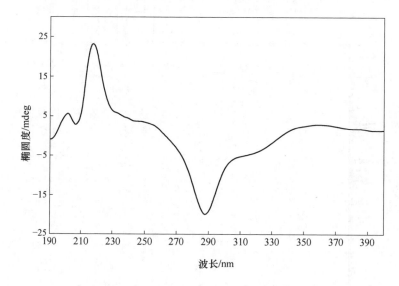

附图 88　化合物 matteuinterate F（**10**）的 CD 图谱

化合物 matteuinterin B（**50**）的高分辨图谱如附图 89 所示。

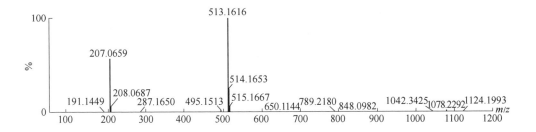

| 最小值： | | | −1.5 |
| 最大值： | 5.0 | 10.0 | 50.0 |

Mass	Calc. Mass	mDa	PPM	DBE	i-FIT	Norm	Conf(%)	Formula
513.1616	513.1584	3.2	6.2	6.5	381.1	0.045	95.64	C21 H30 O13 Na
	513.1608	0.8	1.6	9.5	384.2	3.136	4.35	C23 H29 O13

附图 89　化合物 matteuinterin B（**50**）的高分辨图谱

化合物 matteuinterin B（**50**）的紫外光谱如附图 90 所示。

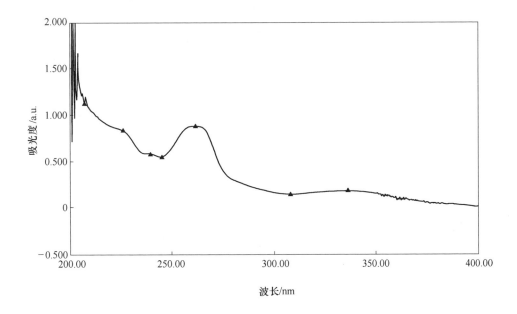

附图 90　化合物 matteuinterin B（**50**）的紫外光谱

化合物 matteuinterin B（**50**）的红外光谱如附图 91 所示。

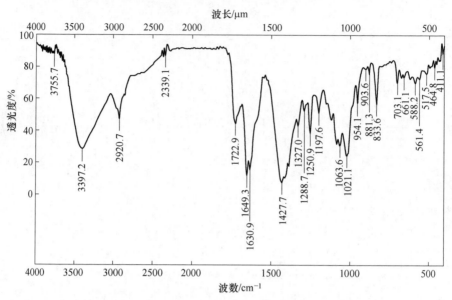

附图 91　化合物 matteuinterin B（**50**）的红外光谱

化合物 matteuinterin B（**50**）的^{1}H-NMR 图谱如附图 92 所示。

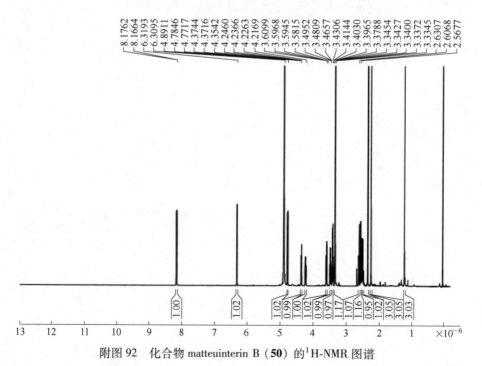

附图 92　化合物 matteuinterin B（**50**）的^{1}H-NMR 图谱

化合物 matteuinterin B（**50**）的 ^{13}C-NMR 和 DEPT135 图谱如附图 93 所示。

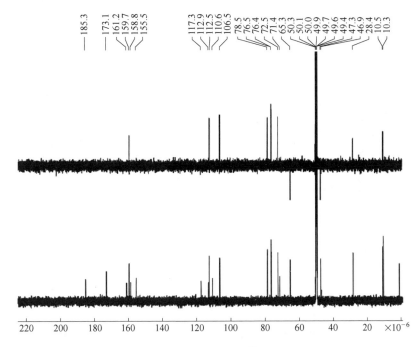

附图 93　化合物 matteuinterin B（**50**）的 ^{13}C-NMR 和 DEPT135 图谱

化合物 matteuinterin B（**50**）的 ^{1}H-^{1}H COSY 图谱如附图 94 所示。

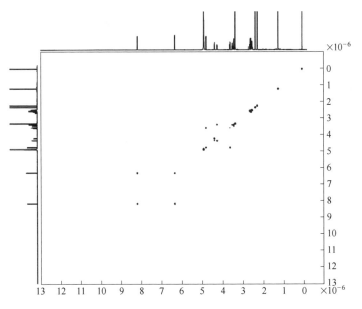

附图 94　化合物 matteuinterin B（**50**）的 ^{1}H-^{1}H COSY 图谱

化合物 matteuinterin B（**50**）的 HSQC 图谱如附图 95 所示。

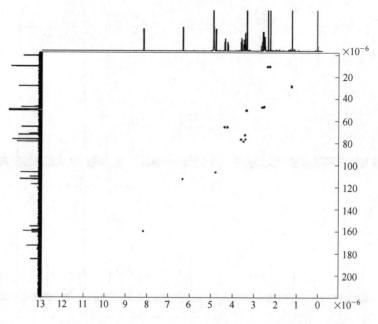

附图 95　化合物 matteuinterin B（**50**）的 HSQC 图谱

化合物 matteuinterin B（**50**）的 HMBC 图谱如附图 96 所示。

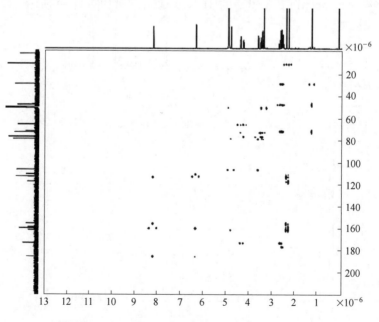

附图 96　化合物 matteuinterin B（**50**）的 HMBC 图谱

化合物 matteuinterin A（**53**）的高分辨图谱如附图 97 所示。

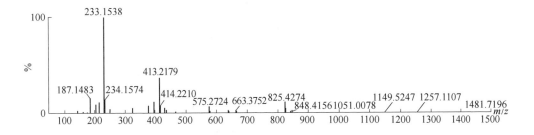

最小值：				−1.5				
最大值：		5.0	10.0	50.0				
Mass	Calc. Mass	mDa	PPM	DBE	i-FIT	Norm	Conf(%)	Formula
413.2179	413.2175	0.4	1.0	5.5	195.2	n/a	n/a	C21 H33 O8

附图 97　化合物 matteuinterin A（**53**）的高分辨图谱

化合物 matteuinterin A（**53**）的紫外光谱如附图 98 所示。

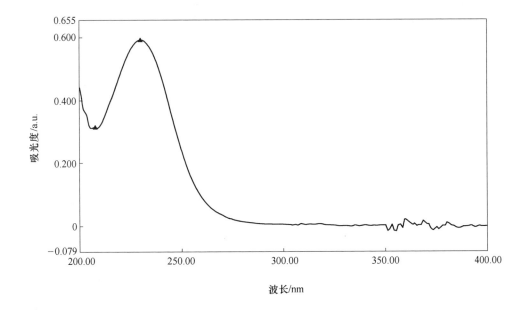

附图 98　化合物 matteuinterin A（**53**）的紫外光谱

化合物 matteuinterin A（**53**）的红外光谱如附图 99 所示。

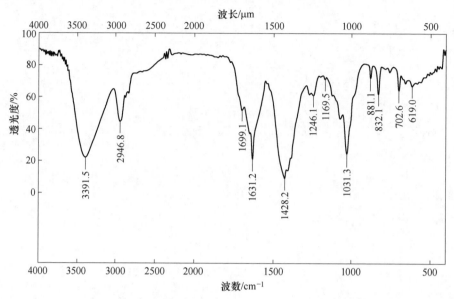

附图 99　化合物 matteuinterin A（**53**）的红外光谱

化合物 matteuinterin A（**53**）的 ^{1}H-NMR 图谱如附图 100 所示。

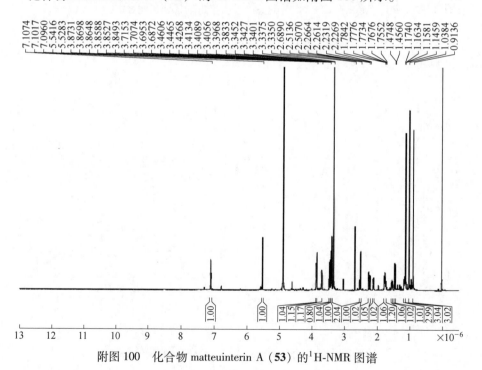

附图 100　化合物 matteuinterin A（**53**）的 ^{1}H-NMR 图谱

化合物 matteuinterin A（**53**）的^{13}C-NMR 和 DEPT135 图谱如附图 101 所示。

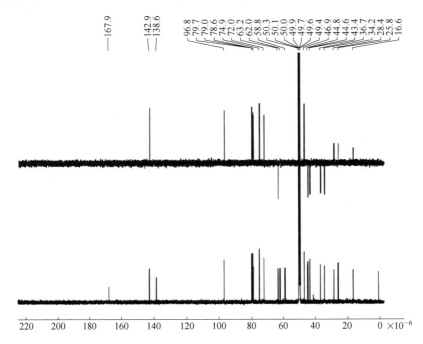

附图 101　化合物 matteuinterin A（**53**）的^{13}C-NMR 和 DEPT135 图谱

化合物 matteuinterin A（**53**）的^{1}H-^{1}H COSY 图谱如附图 102 所示。

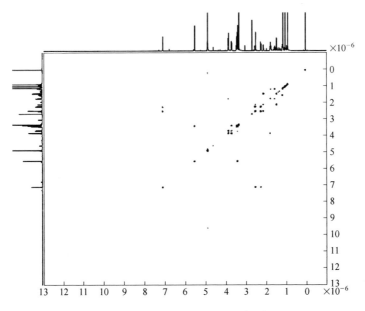

附图 102　化合物 matteuinterin A（**53**）的^{1}H-^{1}H COSY 图谱

化合物 matteuinterin A（**53**）的 HSQC 图谱如附图 103 所示。

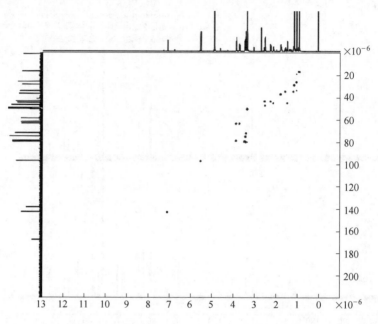

附图 103 化合物 matteuinterin A（**53**）的 HSQC 图谱

化合物 matteuinterin A（**53**）的 HMBC 图谱如附图 104 所示。

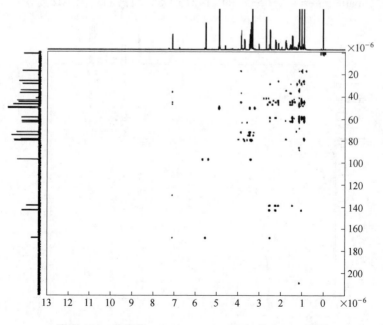

附图 104 化合物 matteuinterin A（**53**）的 HMBC 图谱

化合物 matteuinterin A（**53**）的 NOESY 图谱如附图 105 所示。

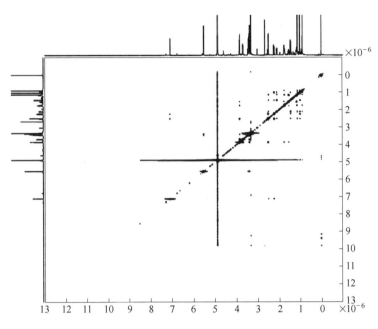

附图 105　化合物 matteuinterin A（**53**）的 NOESY 图谱

化合物 matteuinterin C（**84**）的高分辨图谱如附图 106 所示。

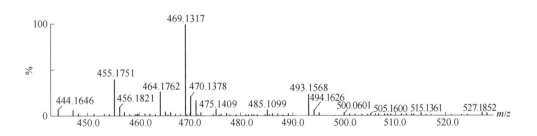

最小值：				−1.5					
最大值：		5.0	10.0	50.0					
Mass	Calc. Mass	mDa	PPM	DBE	i-FIT	Norm	Conf(%)	Formula	
469.1317	469.1322	−0.5	−1.1	6.5	103.8	0.092	91.19	C19 H26 O12 Na	
	469.1346	2.9	−6.2	9.5	106.2	2.434	8.77	C21 H25 O12	
	469.1287	3.0	6.4	18.5	111.5	7.752	0.04	C28 H21 O7	

附图 106　化合物 matteuinterin C（**84**）的高分辨图谱

化合物 matteuinterin C（**84**）的紫外光谱如附图 107 所示。

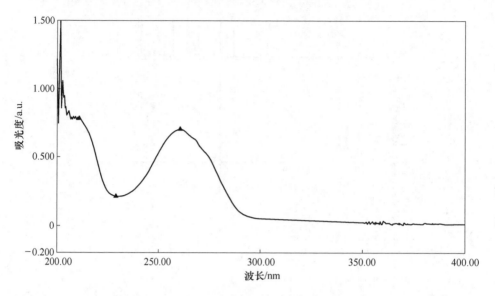

附图 107　化合物 matteuinterin C（**84**）的紫外光谱

化合物 matteuinterin C（**84**）的红外光谱如附图 108 所示。

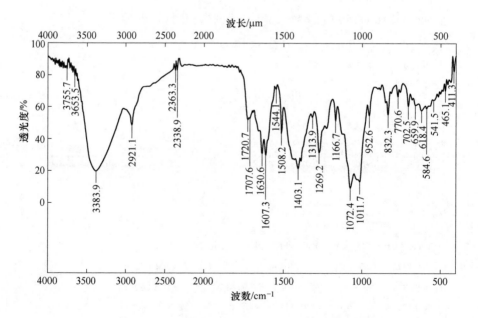

附图 108　化合物 matteuinterin C（**84**）的红外光谱

化合物 matteuinterin C （**84**）的 ¹H-NMR 图谱如附图 109 所示。

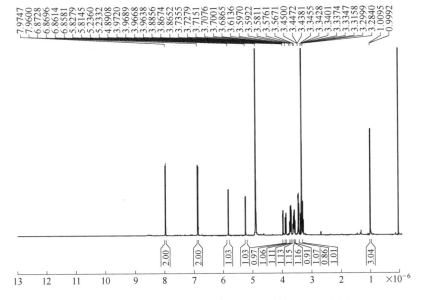

附图 109　化合物 matteuinterin C （**84**）的 ¹H-NMR 图谱

化合物 matteuinterin C （**84**）的 ¹³C-NMR 和 DEPT135 图谱如附图 110 所示。

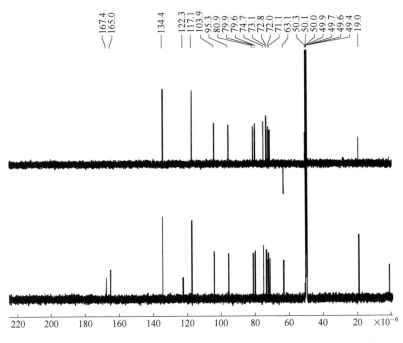

附图 110　化合物 matteuinterin C （**84**）的 ¹³C-NMR 和 DEPT135 图谱

化合物 matteuinterin C（**84**）的 ^{1}H-^{1}H COSY 图谱如附图 111 所示。

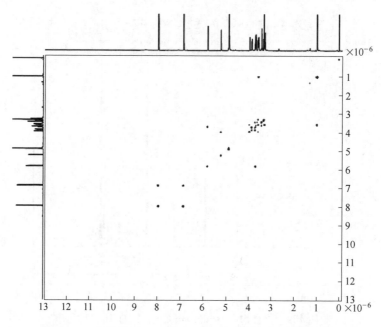

附图 111　化合物 matteuinterin C（**84**）的 ^{1}H-^{1}H COSY 图谱

化合物 matteuinterin C（**84**）的 HSQC 图谱如附图 112 所示。

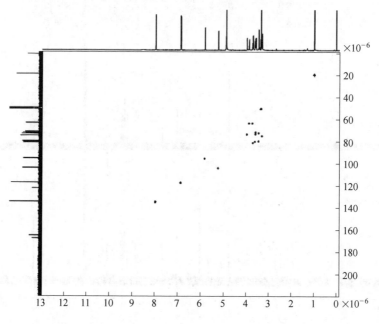

附图 112　化合物 matteuinterin C（**84**）的 HSQC 图谱

化合物 matteuinterin C（**84**）的 HMBC 图谱如附图 113 所示。

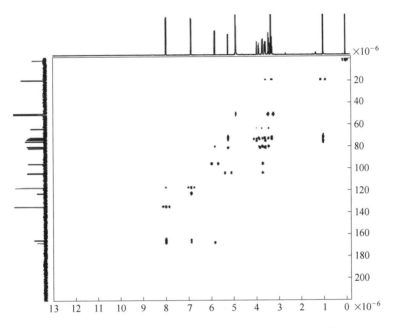

附图 113　化合物 matteuinterin C（**84**）的 HMBC 图谱